D. Usharani Rani
D. Sai Sujatha

Factores de risco para a gravidez e parentalidade na adolescência

D. Usharani Rani
D. Sai Sujatha

Factores de risco para a gravidez e parentalidade na adolescência

ScienciaScripts

Imprint

Cover image: www.ingimage.com

This book is a translation from the original published under ISBN 978-3-659-84579-6.

Publisher:
Sciencia Scripts
is a trademark of
Dodo Books Indian Ocean Ltd. and OmniScriptum S.R.L publishing group

120 High Road, East Finchley, London, N2 9ED, United Kingdom
Str. Armeneasca 28/1, office 1, Chisinau MD-2012, Republic of Moldova, Europe
Printed at: see last page
ISBN: 978-620-8-11053-6

CAPÍTULO 1 INTRODUÇÃO

"Mesmo quando atingem a puberdade, as crianças precisam mais do que nunca da nossa atenção.
A puberdade não tem a ver com deixar andar. É uma questão de se aguentar durante uma viagem muito acidentada" - Ron Taffel, especialista em parentalidade

O fenómeno da gravidez na adolescência parece ser uma tendência mundial, com países como os EUA e o Reino Unido, bem como a Índia e outros países do Sul da Ásia, a registarem taxas elevadas. Uma gravidez na adolescência é uma gravidez que ocorre entre a puberdade e os 19 anos de idade. Este ano, as Jornadas da População da ONU centram-se na gravidez na adolescência, uma vez que as complicações durante a gravidez e o parto são a principal causa de morte entre as raparigas deste grupo etário nos países em desenvolvimento. Para aumentar a consciencialização global para estas questões, o Dia Mundial da População centra-se na gravidez na adolescência para criar um mundo onde todas as gravidezes sejam desejadas, todos os partos sejam seguros e o potencial de cada jovem seja realizado.

Na Índia, morrem anualmente cerca de 78 000 mulheres durante o parto. Os órgãos reprodutores das raparigas adolescentes ainda não estão completamente desenvolvidos. As suas vidas estão em risco durante a gravidez. Mesmo as raparigas que dão à luz com sucesso sofrem, para o resto das suas vidas, de dores na parte de trás da cintura, de um sistema imunitário fraco e de anemia grave. Os seus filhos também são frequentemente pouco saudáveis e propensos a infecções. Do ponto de vista da saúde, as mães adolescentes correm um risco muito mais elevado de sofrer de hipertensão relacionada com a gravidez, infecções do trato genital inferior (que podem levar a um parto prematuro), cesariana devido à prematuridade, um bebé grande numa pélvis pequena, sofrimento fetal e síndrome da morte súbita do lactente. As principais complicações nas mães jovens são a hipertensão, a anemia por deficiência de ferro, a desproporção e o parto de bebés com peso inferior ao normal, etc. Os casamentos precoces afectam significativamente a saúde das raparigas. Do mesmo modo, as crianças nascidas dessas mães adolescentes correm um risco mais elevado de complicações como a imaturidade, o peso insuficiente, os traumatismos e envenenamentos acidentais, as infecções agudas menores, a falta de imunização ou de vacinação e os atrasos de desenvolvimento.

As mães adolescentes são mais susceptíveis de ter hábitos pouco saudáveis que colocam a criança em maior risco de crescimento inadequado, infeção ou dependência química. Quanto mais jovem for uma mãe com menos de 20 anos, maior é o risco de o seu filho morrer nos primeiros anos de vida. Em muitas sociedades, as raparigas são pressionadas a casar cedo e a ter filhos porque as suas oportunidades de educação e de emprego são limitadas. Além disso, as adolescentes casadas tendem a engravidar e a dar à luz de acordo com as normas sociais. A educação, por outro lado, é um importante fator de proteção contra a gravidez precoce; quanto mais anos de escolaridade, menos gravidezes precoces. Muitos jovens não sabem como evitar a gravidez e não têm acesso a contraceptivos. Em muitos países, a educação sexual também é deficiente.

O estatuto socioeconómico, os factores culturais e a estrutura familiar são também factores de risco para a gravidez na adolescência. O fraco envolvimento das raparigas adolescentes na tomada de decisões também contribui para a gravidez precoce. Na maioria dos casos, os casamentos são arranjados pelos pais sem o consentimento das raparigas. As estruturas familiares e as normas sociais obrigam as adolescentes a dar à luz antes de estarem emocional e fisicamente preparadas.

Embora se tenham registado progressos notáveis em todos os domínios a nível mundial, ainda há pessoas que vivem isoladas num ambiente natural e não poluído. A Índia tem a maior população geral do mundo, existindo cerca de 427 grupos gerais reconhecidos na Índia. De acordo com o último recenseamento, a população geral da Índia é de 84,3 milhões de pessoas, o que é maior do que qualquer outro país do mundo.

A gravidez na adolescência é um problema social generalizado em todo o mundo, com graves implicações para a saúde materna e infantil, especialmente nos países em desenvolvimento. Na Índia, a gravidez na adolescência constitui um grave problema de saúde pública, apesar da política nacional do governo indiano que prevê uma idade mínima legal de casamento de 18 anos para as raparigas. Os dados do Inquérito Nacional de Saúde Familiar (NFHS)-3 revelaram que 16% das mulheres com idades compreendidas entre os 15 e os 19 anos já tiveram um filho. Esta percentagem é mais elevada no estado de Jharkhand (28%), seguido de Bengala Ocidental (25%) e Bihar (25%), todos eles situados no leste da Índia. Uma proporção significativa de jovens raparigas casadas já está subnutrida. Quase 47% das mulheres adolescentes têm um índice de massa corporal inferior a 18,5, 11,4% são subdesenvolvidas e metade delas sofre de anemia. A necessidade de promover a saúde reprodutiva dos adolescentes é cada vez mais reconhecida, mas o trabalho realizado neste domínio é frequentemente inadequado. A gravidez na adolescência ocorre quando as mulheres com menos de 20 anos engravidam. Este facto é muito preocupante, uma vez que a idade da mãe desempenha um papel importante no resultado e nas complicações da gravidez. A gravidez na adolescência é um grupo de alto risco em termos de reprodução, devido à dupla carga de reprodução e crescimento. As complicações da gravidez e do parto são a principal causa de morte entre as raparigas de 15 a 19 anos nos países em desenvolvimento. A combinação de uma nutrição deficiente e de uma gravidez precoce expõe as jovens a graves riscos para a saúde durante a gravidez e o parto, incluindo danos no aparelho reprodutor, complicações relacionadas com a gravidez, como a anemia, a hipertensão associada à gravidez, o parto prematuro, uma elevada proporção de vítimas, a mortalidade materna, a mortalidade pré-natal e neonatal e o baixo peso à nascença. A frequência da gravidez na adolescência varia muito entre os países industrializados e os países em desenvolvimento. Nos países industrializados, as mães adolescentes são geralmente solteiras e a gravidez na adolescência é considerada um problema social, ao passo que nos países em desenvolvimento essa gravidez ocorre maioritariamente em adolescentes casadas e a sua gravidez é geralmente bem acolhida pela família e pela sociedade. No entanto, nestas sociedades, a gravidez precoce combinada com a subnutrição e a falta de cuidados de saúde pode conduzir a problemas médicos.

Os estudos sobre complicações na gravidez na adolescência têm produzido resultados contraditórios e diferentes autores têm opiniões diferentes a este respeito. Alguns acreditam que a idade em si não é um fator de risco e que os maus resultados estão relacionados com factores socioeconómicos e não com factores biológicos. Outros investigadores não encontraram provas de efeitos adversos importantes nos resultados da gravidez em mães adolescentes quando são prestados cuidados de maternidade universais e de elevada qualidade. Com uma melhor compreensão dos antecedentes da gravidez na adolescência, em especial nos países em desenvolvimento como a Índia, poderá ser possível desenvolver intervenções mais eficazes. Pode ser possível desenvolver intervenções mais eficazes para combater este problema generalizado. A maioria dos estudos realizados na Índia utilizou dados baseados em registos. Há falta de dados recentes sobre os resultados pré-natais da gravidez na adolescência no leste da Índia, num cenário de mudança do desenvolvimento socioeconómico e da disponibilidade de

melhores instalações de saúde.
De acordo com um relatório de 2010, a maternidade na adolescência está associada a resultados negativos em termos sociais e de saúde para as mães adolescentes e os seus filhos, muitas vezes devido a défices sociais pré-existentes. Em comparação com as mulheres que adiam a maternidade até aos 20 anos, as mães adolescentes correm um risco mais elevado de abandonar a escola e de obter baixos níveis de escolaridade, de enfrentar o desemprego, a pobreza e a dependência da segurança social, de voltar a engravidar mais rapidamente, de se tornarem mães solteiras e de se divorciarem quando casam. Os bebés nascidos de mães adolescentes têm maior probabilidade de nascer prematuramente e de sofrer de mortalidade infantil. Os filhos de mães adolescentes têm resultados mais baixos em indicadores de saúde e bem-estar social do que os filhos de mães mais velhas. Dadas as consequências negativas a longo prazo da gravidez e dos nascimentos na adolescência, a prevenção da gravidez fora do casamento é um objetivo importante para esta nação. A redução dos nascimentos fora do casamento é um dos objectivos explícitos estabelecidos na lei da reforma da segurança social de 1996. Embora a taxa de natalidade entre adolescentes tenha diminuído em 21 dos últimos 23 anos, continua a ser mais elevada do que a taxa de natalidade na maioria dos países industrializados. Estima-se que 614 400 adolescentes (entre os 15 e os 19 anos) engravidaram, cerca de 89 300 tiveram abortos espontâneos e 157 500 abortos legais (últimos dados disponíveis). O resultado foi a ocorrência de quase 367 700 nascimentos de adolescentes nesse ano. Em 2012, 7,8% de todos os nascimentos foram de adolescentes e 17,1% de todos os nascimentos fora do casamento foram de adolescentes.

FACTORES DE RISCO PARA A GRAVIDEZ NA ADOLESCÊNCIA

Um dos riscos mais comuns e inevitáveis da gravidez na adolescência são os danos emocionais. Tornar-se adulta mais cedo do que a natureza pretendia pode ter um impacto profundo no resto da vida de uma jovem mãe. Para além disso, existem alguns riscos emocionais mais específicos da gravidez na adolescência, incluindo a depressão pós-parto e o isolamento. Muitas jovens mães sofrem de depressão pós-parto. A depressão pós-parto pode afetar os cuidados com o bebé e com a própria mãe. Para evitar a depressão pós-parto, as adolescentes grávidas devem ser informadas sobre esta doença antes do parto.

As adolescentes que se sentem tristes ou deprimidas durante a gravidez ou após o parto devem ser encorajadas a falar com um adulto de confiança. O isolamento e a solidão são outros riscos emocionais da gravidez na adolescência. Se uma adolescente grávida se sentir isolada ou sozinha, pode não comer bem ou não cuidar de si própria, o que pode levar a problemas de saúde mais complexos. É importante que as adolescentes grávidas procurem o apoio emocional de que necessitam junto dos seus pais ou de outros adultos de confiança. Também pode procurar um grupo de apoio para outras mães adolescentes.

- Riscos para a saúde Factores da gravidez na adolescência
- Factores de risco educativos para a gravidez na adolescência
- Factores de risco emocionais para a gravidez na adolescência
- Factores de risco físicos para a gravidez na adolescência
- Factores de risco ambientais para a gravidez na adolescência
- Factores de risco individuais para a gravidez na adolescência
- Mudanças sociais e gravidez extraconjugal
- Factores de risco socioeconómicos da gravidez na adolescência

Riscos para a saúde de uma gravidez na adolescência

Algumas adolescentes tentam esconder a gravidez, o que pode levar ao infanticídio. Muitas adolescentes têm hábitos pouco saudáveis, como má alimentação, tabagismo, consumo de álcool e de drogas, que afectam a saúde do bebé. Um terço das mães adolescentes não recebe cuidados pré-natais adequados. As mães adolescentes têm menos probabilidades de ganhar peso suficiente durante a gravidez. As mães adolescentes têm um risco acrescido de parto prematuro, anemia e tensão arterial elevada. Os bebés nascidos de mães adolescentes têm frequentemente um baixo peso à nascença, o que pode levar à síndrome de dificuldade respiratória, hemorragia cerebral, deficiência visual e problemas intestinais graves. As adolescentes que têm doenças sexualmente transmissíveis podem transmiti-las aos seus bebés ou mesmo causar a morte da mãe ou da criança. A taxa de mortalidade infantil das crianças nascidas de mães adolescentes chega a ser 50% superior à das crianças nascidas de mulheres com mais de 20 anos.

Riscos educativos da gravidez na adolescência

Apenas 70% das mães adolescentes concluem o ensino secundário, em comparação com 94% dos seus pares sem filhos. Apenas 1,5% das mães adolescentes obtêm um diploma universitário até aos 30 anos de idade. Os filhos de pais adolescentes têm menos probabilidades de receber estímulos cognitivos e sociais suficientes. Os filhos de pais adolescentes correm um risco elevado de problemas que vão desde um menor rendimento intelectual e académico até problemas comportamentais. Os filhos de pais adolescentes têm menos probabilidades de concluir o ensino secundário. O fraco desempenho escolar está associado a um maior risco de gravidez na adolescência. Um nível mais elevado de educação dos pais está associado a um menor risco de gravidez na adolescência.

Riscos emocionais da gravidez na adolescência

As mães adolescentes têm mais probabilidades de viver na pobreza do que as mulheres que adiam a maternidade. Embora apenas 26% das adolescentes acreditem que ficariam a cargo da segurança social se engravidassem, na realidade, cerca de 80% das mães adolescentes acabam a viver na segurança social. As mães adolescentes abandonam muitas vezes precocemente os estudos e, por conseguinte, carecem frequentemente de qualificações profissionais. O choque inicial e a negação são reacções comuns. O pânico e o desespero podem ser o resultado das muitas decisões que as adolescentes grávidas têm de tomar. Podem ocorrer alterações de humor graves e reacções anormais. Os conflitos com os entes queridos, resultantes da raiva, da mágoa ou da desaprovação - ou do medo destas reacções - podem conduzir a graves problemas emocionais. A gravidez não planeada na adolescência pode levar a decisões impulsivas. A pressão dos pais, dos colegas, da sociedade e da escola afecta as decisões dos adolescentes.

Riscos físicos de uma gravidez na adolescência

Há uma série de riscos físicos a ter em conta nas adolescentes grávidas. Muitos destes riscos físicos podem ser evitados se as adolescentes estiverem conscientes dos mesmos e das suas causas. A maioria destes riscos pode ser minimizada através de cuidados pré-natais adequados, dentro e fora do consultório médico. Cerca de 15% de todas as adolescentes grávidas dão à luz prematuramente. Quando um bebé nasce prematuramente, corre o risco de ter uma série de problemas de saúde graves. Os problemas que os bebés prematuros enfrentam podem durar toda a vida e, em alguns casos, podem ser fatais. Muitos dos problemas que as recém-mamãs enfrentam podem ser evitados através de simples mudanças no seu estilo de vida. As mulheres grávidas devem abster-se de fumar e de beber em qualquer fase da gravidez. Estas actividades podem provocar baixo peso à nascença, partos prematuros, malformações congénitas, problemas com a placenta e até a morte do feto/bebé. As mães adolescentes têm também menos probabilidades de receber cuidados pré-natais adequados durante a gravidez. De facto, 7% das mães adolescentes receberam poucos ou nenhuns cuidados pré-natais durante a gravidez. É importante procurar cuidados pré-natais desde o início e durante toda a gravidez. Não falte a consultas ou a testes de diagnóstico e siga todas as instruções do seu médico relativamente a nutrição e cuidados.

Factores de risco ambientais

A investigação sobre os factores de risco da gravidez na adolescência mostra que vários factores ambientais estão fortemente correlacionados com o aumento das taxas de gravidez na adolescência. Por exemplo, existe uma forte correlação entre a gravidez na adolescência e o bairro em que as adolescentes vivem. As adolescentes que vivem em bairros com elevados níveis de pobreza, baixos níveis de educação e altos níveis de flutuação têm um risco mais elevado de gravidez na adolescência. A família é também um indicador importante da probabilidade de uma gravidez na adolescência. Regra geral, os adolescentes de famílias pobres, menos escolarizadas e com um só progenitor têm um risco mais elevado de gravidez. As adolescentes cuja mãe ou irmã teve um filho na adolescência têm também mais probabilidades de engravidar durante a adolescência. De acordo com um estudo baseado em dados do National Child Development Survey do Reino Unido, as filhas de mulheres que deram à luz na adolescência têm quase o dobro da probabilidade de engravidar na adolescência do que as filhas de mães mais velhas. A investigação mostra também que as mulheres cujas famílias dão menos apoio e supervisão têm mais probabilidades de engravidar na adolescência.

Factores de risco individuais

Há vários factores de risco individuais que podem influenciar a gravidez de uma adolescente. Os factores de risco exteriormente identificáveis incluem um fraco desempenho académico, comportamento agressivo, outros comportamentos de risco (incluindo o consumo de drogas e álcool), namoro em idade jovem, namoro com parceiros mais velhos e falta de popularidade entre os pares. Os adolescentes que entram na puberdade precocemente, os homens com níveis elevados de testosterona e os adolescentes que foram vítimas de abusos sexuais ou de pressão também têm um risco mais elevado de ter um filho precocemente. Há também vários factores de atitude que aumentam a probabilidade de uma adolescente engravidar. As mulheres que têm atitudes permissivas em relação ao sexo antes do casamento, atitudes negativas em relação à utilização de contraceptivos e que querem ter um filho ou estão indecisas quanto a ter um filho na adolescência têm maior probabilidade de engravidar na adolescência. Uma adolescente pode ser ambivalente em relação à gravidez se tiver poucas expectativas em relação ao seu futuro, se se sentir incapaz de controlar a sua vida ou se se sentir isolada. Um estudo sobre adolescentes urbanos do sexo masculino mostra que os homens que estão envolvidos numa gravidez têm mais probabilidades de acreditar que a gravidez é um sinal de masculinidade. Muitos destes factores de risco individuais e ambientais podem ser associados a experiências de pobreza. O ambiente criado pela pobreza, a falta de recursos e de apoio e a consequente perceção de oportunidades educativas e financeiras limitadas podem reduzir a perceção dos custos da gravidez na adolescência e da maternidade para as adolescentes. Ter um filho pode ser visto como a única forma de dar sentido à vida das adolescentes.

Mudanças sociais e gravidez extraconjugal

Devido a uma combinação de factores, o risco de os adolescentes darem à luz fora do casamento é mais elevado do que há algumas décadas atrás. Em primeiro lugar, a idade média da menarca e da espermarca diminuiu. Em segundo lugar, a idade média da primeira relação sexual é mais baixa do que nas décadas anteriores. Por último, devido à perda de postos de trabalho pouco qualificados e bem remunerados na indústria transformadora dos Estados Unidos, a idade média de licenciatura e de casamento aumentou drasticamente, especialmente na classe média. Isto cria um intervalo de tempo maior em que as pessoas se envolvem em actividades sexuais fora do casamento e, consequentemente, têm maior probabilidade de ter vários parceiros, contrair DST e engravidar antes de se casarem. Devido à mudança da estrutura económica e à procura de uma mão de obra mais instruída nos Estados Unidos, os jovens têm muito menos probabilidades de ter um filho no contexto do casamento e da estabilidade financeira.

Factores socioeconómicos da gravidez na adolescência

A pobreza está associada à atividade sexual anterior entre os adolescentes. Crescer num agregado familiar monoparental aumenta a probabilidade de uma gravidez na adolescência. As adolescentes que têm poucas esperanças de conseguir um bom emprego, um rendimento seguro e um casamento têm poucos incentivos para evitar a gravidez - mesmo que não tencionem ter um filho. Em geral, o Medicaid não cobre os abortos, mas cobre os nascimentos. Este facto pode explicar porque é que as adolescentes cujas famílias vivem na pobreza têm menos probabilidades de abortar. Uma das coisas mais difíceis com que as mães adolescentes têm de lidar após a gravidez são as mudanças na sua vida social. As adolescentes grávidas são frequentemente excluídas pelos seus amigos. O pai do bebé vai muitas vezes viver com a sua mulher, enquanto a jovem mãe e o bebé ficam em casa. Para evitar o impacto emocional destas consequências sociais da gravidez na adolescência, é necessário criar um novo ambiente social. Procure grupos de apoio para adolescentes grávidas. O fraco desempenho académico está associado a um maior risco de gravidez na adolescência. Um nível mais elevado de educação dos pais está associado a um menor risco de gravidez na adolescência. Enquanto os meios de comunicação social e a cultura pop glamourizam o sexo e ignoram a responsabilidade pela atividade sexual, a cultura americana desencoraja simultaneamente o debate aberto e limita o acesso aos recursos. Noutros países industrializados, a taxa de gravidez na adolescência é muito inferior à dos países desenvolvidos porque

1) Fornecer informações claras
2) Acesso a contraceptivos e ao aborto
3) Considerar o aborto socialmente aceitável
4) encarar a expressão sexual dos adolescentes como normal e saudável, e

PARENTALIDADE ADOLESCENTE E EXCLUSÃO SOCIAL

É sabido que a gravidez na adolescência e a maternidade precoce podem estar associadas a um fraco desempenho académico, a uma saúde física e mental deficiente, ao isolamento social, à pobreza e a factores conexos. É também cada vez mais reconhecido que as desvantagens socioeconómicas podem ser tanto uma causa como uma consequência da maternidade adolescente. As raparigas e as jovens da classe social V têm cerca de dez vezes mais probabilidades de se tornarem mães adolescentes do que as raparigas e as jovens da classe social I. Verificou-se também que os jovens com fraco aproveitamento escolar, com idades compreendidas entre os 7 e os 16 anos, têm uma probabilidade significativamente maior de se tornarem pais adolescentes (Kiernan, 1995). Sabemos menos sobre quem se torna um jovem pai (mas o que foi dito acima refere-se a jovens pais). Há provas (Kiernan, 1995) de que os jovens pais (definidos como aqueles que se tornaram pais antes dos 22 anos), tal como as jovens mães, têm mais probabilidades de provir de grupos socioeconómicos mais baixos e de famílias com dificuldades financeiras, e têm mais probabilidades do que a média de ter abandonado a escola na idade mínima.

O que acontece aos pais adolescentes e aos seus filhos?

- Embora a paternidade possa ser uma experiência positiva e enriquecedora para alguns jovens, também pode ter uma série de consequências negativas para os jovens
- Os pais e os seus filhos.

Estes factores incluem:

Efeitos negativos a curto, médio e longo prazo sobre a saúde e a saúde mental das jovens mães (Botting et al., 1998)

Educação e emprego - não só é mais provável que as jovens mães tenham problemas na escola antes da gravidez, como também é mais provável que não concluam a sua educação, que não tenham um diploma até aos 33 anos de idade, que beneficiem de subsídios e, se estiverem empregadas, que tenham rendimentos inferiores aos dos seus pares (SEU, 1999).

- Habitação - 80% das mães com menos de 18 anos vivem no agregado familiar de outra pessoa (por exemplo, com os pais) (Botting et al., 1998), e as adolescentes têm mais probabilidades de ter de mudar de casa.
- durante a gravidez
- Família - as mães adolescentes têm mais probabilidades de serem mães solteiras (Kiernan, 1995) e mais probabilidades de terem
- se encontram no meio de conflitos familiares (SEU, 1999)
- Jovens pais - embora os dados sobre este grupo sejam limitados, os resultados em termos de saúde, economia e emprego para os jovens pais após a parentalidade parecem ser semelhantes aos das jovens mães (Kiernan, 1995).

Mães e pais adolescentes - classe, autodeterminação e capacitação

Há dois tipos de provas que minam esta imagem de "problema social" ou "ameaça social" em relação às causas e consequências da gravidez na adolescência e, por conseguinte, desafiam a resposta política. Em primeiro lugar, há uma série de dados estatísticos, tanto no Reino Unido como nos EUA, que mostram que a futura desvantagem social das mães adolescentes está relacionada com o seu contexto social anterior à gravidez, em especial a classe social e as desvantagens. Quando estes factores são tidos em conta, as jovens mães não se saem pior do que as suas colegas que não engravidaram na adolescência. A idade em que a gravidez ocorre parece ter pouco impacto nos resultados sociais futuros; para algumas adolescentes, o parto pode mesmo melhorar os resultados em termos de educação e emprego. Em segundo lugar, há uma série de estudos qualitativos de menor dimensão, também no Reino Unido e nos EUA, que mostram que muitas mães têm atitudes positivas em relação à maternidade e descrevem o modo como a maternidade as faz sentir mais fortes, mais competentes, mais ligadas e mais responsáveis. Para algumas, este facto deu-lhes o impulso para mudarem de direção ou aproveitarem os recursos existentes para prosseguirem os estudos, a formação ou o emprego. Como disse uma mãe: "Só porque se tem um bebé não significa que a vida acabou. Porque ao engravidar e agora ter um bebé, tenho mais incentivos para fazer algo da minha vida em vez de arranjar um emprego sem futuro. O nosso objetivo é que todas as crianças e jovens alcancem os 5 resultados de Every Child Matters - queremos que: sejam saudáveis, se mantenham em segurança, se divirtam e alcancem, contribuam positivamente e alcancem o bem-estar económico. Atualmente, porém, os resultados de alguns dos nossos jovens ficam aquém deste objetivo. Isto é particularmente verdade no caso dos pais adolescentes e dos seus filhos. Tal como todos os pais, as mães e os pais adolescentes querem o melhor para os seus filhos, e alguns conseguem-no muito bem. Mas as exigências de cuidar de um bebé numa altura em que os próprios jovens estão a fazer a difícil transição da adolescência para a idade adulta são consideráveis. É por isso que as mães e os pais jovens na adolescência precisam de apoio adicional - da família, dos parceiros e dos serviços - para que eles e os seus filhos evitem os maus resultados que muitos deles estão a ter atualmente: Os seus filhos têm uma taxa de mortalidade infantil mais elevada do que as crianças nascidas de mães mais velhas, têm mais probabilidades de nascer prematuramente - o que tem sérias implicações para a saúde do bebé a longo prazo - e têm mais probabilidades de serem internados em urgências. A longo prazo, os filhos de mães adolescentes têm um nível de escolaridade mais baixo e um maior risco de serem economicamente inactivos quando adultos. As pressões da paternidade precoce significam que as mães adolescentes sofrem de elevados níveis de saúde emocional e bem-estar, o que afecta o comportamento e os resultados dos seus filhos, e muitas vezes não conseguem obter as qualificações de que necessitam para prosseguir os estudos e, em alguns casos, lutam para encontrar serviços de acolhimento de crianças e outros apoios de que necessitam para participar na educação, formação ou emprego. Consequentemente, têm dificuldade em competir num mercado de trabalho cada vez mais qualificado.

Estima-se que três quartos das gravidezes em menores de 18 anos não são planeadas e que cerca de metade terminam em aborto. Por conseguinte, é importante que continuemos a concentrar-nos fortemente na prevenção da gravidez na adolescência. Fizemos progressos constantes na redução da taxa de conceção de menores de 18 anos, que diminuiu 11,8% desde 1998 (com base em dados de 2005), atingindo o seu nível mais baixo em mais de 20 anos. Como parte deste declínio global da taxa de conceção, a taxa de natalidade diminuiu quase 19%, enquanto a taxa de aborto diminuiu quase 3%. Isto significa que estamos a reduzir a proporção de mulheres jovens que experimentam a parentalidade precoce e os maus resultados que lhe estão associados. No entanto, há menos provas de que estamos a fazer progressos semelhantes na melhoria dos resultados para as mães adolescentes e os seus filhos. Isto significa que os pais adolescentes e os seus filhos não só estão atualmente em desvantagem, como correm o risco de transmitir essa desvantagem à geração seguinte através dos seus filhos. Os filhos de pais adolescentes têm mais probabilidades de sofrer os factores de risco da parentalidade precoce e, por conseguinte, de se tornarem eles próprios pais adolescentes, criando um ciclo de desvantagem difícil de quebrar.

É por isso que estamos a publicar esta estratégia "renovada". O seu objetivo é abordar de forma mais eficaz toda a gama de questões que as mães adolescentes e os pais jovens enfrentam e envolver todos aqueles que, no governo, cujas políticas influenciam os resultados para as mães adolescentes. Em vez de medir o sucesso da estratégia apenas na medida em que as mães adolescentes estão envolvidas na educação, no emprego ou na formação e têm acesso a habitação apoiada, esta estratégia actualizada é mais abrangente e centra-se em todas as questões que afectam a capacidade das mães adolescentes de construírem um futuro de sucesso para si próprias e para os seus filhos. A nova estratégia também tem como objetivo explícito melhorar os resultados para as jovens mães e colaborar mais eficazmente com elas para reforçar as suas relações com os filhos.

CAPÍTULO- 2

REVISÃO DA LITERATURA

Este capítulo trata da revisão da literatura. Toda a literatura disponível sobre vários Foram examinados os aspectos dos "Factores de risco da gravidez na adolescência". Neste capítulo, foi apresentada uma breve panorâmica da literatura concetual de artigos e livros antigos publicados pelas autoridades e dos estudos de investigação empírica.

ESTUDOS SOBRE OS FACTORES DE RISCO DA GRAVIDEZ NA ADOLESCÊNCIA

Ashok Kumar, Ten Singh, et al (2007) descobriram que a gravidez na adolescência está associada a um risco significativamente mais elevado de HPI, PET, eclâmpsia, início prematuro do trabalho de parto, morte fetal e prematuridade. Também se observou um aumento da morbilidade neonatal nos bebés nascidos de mães adolescentes. Todas as mães adolescentes (13-19 anos) que tinham dado à luz no hospital universitário na altura do parto foram consideradas como casos. Para efeitos de análise estatística, os casos foram divididos em dois grupos: o grupo dos 17 anos (grupo A) e o grupo dos 18-19 anos (grupo B) foram comparados em termos de complicações obstétricas e de resultados neonatais.

AcharyaDev e Bhatpara Rabi et al (2010) referiram que uma grande proporção de jovens no mundo está grávida e que a gravidez na adolescência se tornou um dos principais problemas de saúde pública entre elas. O objetivo do presente estudo é identificar sistematicamente os factores de risco associados à gravidez na adolescência. Fizemos uma pesquisa sistemática nas bases de dados MEDLINE, EMBASE e CINAHL (1996 a abril de 2007), bem como em informações disponíveis na Internet. Os critérios de inclusão foram artigos em língua inglesa disponíveis no Reino Unido que descrevessem a gravidez na adolescência. Dos sete países analisados, a maioria dos estudos referia-se ao Nepal, Bangladesh, Índia e Sri Lanka. Os factores socioeconómicos, o baixo nível de escolaridade, as estruturas culturais e familiares foram sistematicamente citados como factores de risco para a gravidez na adolescência. Muitos factores de risco fazem parte das influências socioeconómicas e culturais. Esta revisão sistemática é limitada pela quantidade e qualidade dos trabalhos publicados sobre os factores associados à gravidez na adolescência. Em particular, são necessários estudos futuros em países com medições e métodos normalizados para compreender as diferenças observadas nas taxas de gravidez.

Bissell (2000) referiu que existe um conjunto crescente de literatura internacional e nacional que indica que existem muitos problemas associados à maternidade na adolescência. Por exemplo, um estudo de Bissell (2000) concluiu que as mulheres que se tornam mães adolescentes têm mais probabilidades de serem desfavorecidas do ponto de vista socioeconómico do que as mulheres que adiam a maternidade para além da adolescência. Outros estudos chegaram a conclusões semelhantes (Leaner & Rhys, 2003, Oleos Bissell (2000) Cantinas, Hoagland & Weitoft, 2001).

Vários estudos demonstraram que as mulheres que engravidam durante a adolescência têm um risco mais elevado de desenvolver problemas físicos (Quinlivan, Tan, Steele & Black, 2004; Ehlers, 2003). Em 1997, Kiekies salientou que as mães adolescentes têm um risco mais elevado de ter partos prematuros ou de dar à luz crianças com problemas respiratórios.

Um estudo efectuado na Índia revelou que o número de abortos espontâneos e de abortos era mais elevado entre as mulheres tribais do que entre as mulheres não tribais e que as mulheres tribais tinham uma taxa mais elevada de recém-nascidos com baixo peso à nascença do que as mulheres não tribais. A principal causa de mortalidade neonatal foi o BPN, seguido da sépsis e das doenças respiratórias. A idade materna, o número total de mulheres em casa, o número total de filhos nascidos da mãe desde o casamento, o tabagismo materno e o consumo de álcool foram significativamente associados à mortalidade neonatal.

Chatham, Shrivastava, et al (2012) mostraram que, entre 120 mulheres tribais falecidas, a mortalidade materna mais elevada foi registada na primeira gravidez, com 65 casos (54,16%), e a segunda mortalidade materna mais elevada, com 44 casos (38,33%), na segunda a quarta gravidez (multíparas). As causas diretas de mortalidade materna foram maiores com 46 casos (38,33%) devido a distúrbios hipertensivos da gravidez. Thrived (2000) constatou que as adolescentes são mais susceptíveis de ter problemas obstétricos do que as mães adultas.

O estudo de Edilbertolouisa Mengzi Liang et al. (2013) descreve os custos e as consequências da gravidez antes dos 18 anos. Os dados confirmam que a gravidez na adolescência é sobretudo uma ameaça para as raparigas e uma violação dos seus direitos humanos básicos à educação, à saúde, às oportunidades de vida e até à própria vida. Para o bem dos mais de 75 milhões de raparigas que estarão em risco durante a próxima década, é mais do que tempo de pôr fim à gravidez na adolescência. O relatório mostra que a prevalência de gravidezes entre raparigas antes dos 18 anos está a aumentar. As taxas de gravidez entre raparigas antes dos 18 anos são elevadas em todos os continentes e em todas as regiões do mundo em desenvolvimento, com consequências mais graves para as mais pobres, as menos instruídas e as que vivem em zonas rurais e isoladas. Mas o ritmo e o âmbito da mudança não são suficientemente rápidos nem abrangentes. Para além do sofrimento humano envolvido, o mundo não se pode dar ao luxo de desperdiçar o bem-estar, os talentos e as contribuições das 20.000 raparigas que morrem todos os dias antes de completarem 18 anos. Acabar com o casamento infantil e a gravidez antes dos 18 anos é, por conseguinte, uma questão de prioridades nacionais e de vontade política. Para tal, é necessário um quadro jurídico eficaz que proteja os direitos das crianças em causa e a aplicação de leis em conformidade com as normas em matéria de direitos humanos.

Julie Workups & Alison Maxwell et al (2003) descobriram que 35% das mulheres com menos de 20 anos engravidam pelo menos uma vez, o que equivale a cerca de 850.000 gravidezes por ano. 78% são involuntárias. 20% das raparigas adolescentes que se tornam sexualmente activas engravidam no primeiro mês e 50% engravidam ao fim de seis meses. Os Estados Unidos têm a taxa mais elevada de gravidez e natalidade na adolescência, que diminuiu 31% entre 1991 e 2002 entre as raparigas de 15 a 19 anos. "Quando descobri que ia ter um bebé, pensei: 'Não posso ter um bebé, só tenho 17 anos. Só tenho 17 anos. Depois contei à minha mãe e ela ajudou-me a ultrapassar o momento difícil em que descobri. Agora tenho um bom pressentimento sobre tudo isto."

Mary Story, Jull Herman son, et al. (2010) A adolescência é uma altura de rápido crescimento físico em que as necessidades de nutrientes aumentam significativamente para apoiar o crescimento e o desenvolvimento. As necessidades adicionais de energia e de nutrientes durante a gravidez representam um risco nutricional para as adolescentes. Este capítulo aborda as necessidades nutricionais das adolescentes e a gravidez. A ingestão alimentar de nutrientes reduz a probabilidade de desequilíbrios, interações e toxicidades entre nutrientes. Recomenda-se a toma de suplementos vitamínicos e minerais em baixas doses para as adolescentes grávidas que não seguem uma dieta regular para satisfazer as necessidades nutricionais durante a gravidez, que são vegetarianas estritas, que têm uma gravidez múltipla, que fumam mais de 20 cigarros por dia ou que abusam do álcool ou das drogas. Recomenda-se a toma de um suplemento de cálcio (600 mg/dia) para as adolescentes que não bebem leite nem consomem diariamente alimentos que contenham cálcio.

Recomenda-se um suplemento vitamínico-mineral de baixa dosagem para as adolescentes grávidas que não seguem regularmente uma dieta que satisfaça as suas necessidades nutricionais durante a gravidez, que sejam vegetarianas estritas, que tenham uma gravidez múltipla, que fumem mais de 20 cigarros por dia ou que abusem do álcool ou das drogas, Piranha Mukhopadhyay et al (2010) constataram que a gravidez na adolescência é um problema mundial com graves consequências sociais e médicas para a saúde materna e infantil. Num estudo observacional transversal, as várias caraterísticas sociodemográficas e os resultados pré-natais de mães adolescentes primigestas foram comparados com os de mães adultas primigestas num hospital terciário no leste da Índia. Os resultados do seu estudo mostraram que as mães adolescentes tinham uma proporção mais elevada de partos prematuros e de bebés com baixo peso à nascença do que as mães adultas. As mães adolescentes tiveram mais complicações pré-natais, como partos pré-termo, nados-mortos, mortes neonatais e bebés com baixo peso à nascença, em comparação com as mães primigestas adultas. Em geral, verificou-se que as mães adolescentes provinham de um meio socioeconómico desfavorecido, tinham um nível de educação mais baixo e utilizavam menos os serviços de cuidados pré-natais.

Ravishankarand Ramachandran et al (1998), no seu estudo sobre gravidezes precoces e a sua associação com problemas de saúde relacionados com a gravidez entre jovens adolescentes na Índia, mostram que, de um total de 2 527 jovens mulheres tribais casadas com idades compreendidas entre os 15 e os 24 anos, pouco mais de um quarto da população da amostra (26,5%) pertence ao grupo etário dos adolescentes (15 a 19 anos) e os restantes 73% pertencem ao grupo dos adolescentes tardios (20 a 24 anos). De acordo com o Inquérito Nacional de Saúde Familiar - III (2005-2006), mais de um terço das famílias tribais vive com um nível de vida baixo (36,3%) e apenas 19% das famílias tribais vivem com um nível de vida elevado. A idade média de casamento dos jovens tribais (dos 5 aos 24 anos) era de 16,5 anos, cerca de dois terços dos jovens tribais (64,8%) casaram-se antes de atingirem a idade legal de casamento e 85% dos adolescentes tribais (dos 15 aos 19 anos), em particular, casaram-se antes de atingirem a idade legal de casamento. É evidente que os casamentos infantis e precoces são predominantes nas comunidades tribais. Mais de metade das tribais que deram à luz com menos de 18 anos referiram ter sofrido cegueira nocturna (54,7%) e convulsões (50,9%) durante a gravidez. O inchaço das pernas, do corpo e da face foi também referido por cerca de 48% das mães adolescentes.

A revisão dos estudos acima referidos revela muito pouco sobre os factores de risco e as consequências associadas à gravidez na adolescência em mulheres adolescentes. Por conseguinte, o presente estudo tem por objetivo investigar os factores que levam à gravidez na adolescência e as consequências associadas, com enfoque na saúde da mulher. O estudo examinará também a utilização dos serviços de saúde pelos adolescentes, em particular pelas mulheres adolescentes. O estudo centrar-se-á na forma como a utilização dos serviços de saúde está diretamente relacionada com as desvantagens socioeconómicas, a tradição sociocultural, as relações de género, a disponibilidade e o acesso aos serviços de saúde. Muitos estudos sugerem que os adolescentes têm conhecimentos básicos sobre contraceção, mas a sua utilização é limitada e não está relacionada com a redução da gravidez na adolescência. Estes estudos não conseguiram explicar por que razão as mulheres adolescentes não utilizam a contraceção de forma consistente, mesmo com melhores conhecimentos sobre contraceção. Por conseguinte, este estudo centrar-se-á nas lacunas associadas aos conhecimentos e comportamentos em matéria de contraceção. Uma vez que há falta de literatura, especialmente sobre mulheres adolescentes tribais, é importante que este estudo preencha a lacuna, fornecendo estratégias para prevenir os riscos associados à gravidez na adolescência, de modo a que possam ser desenvolvidas e implementadas novas intervenções de saúde pública e de saúde sexual para proteger a saúde das mulheres adolescentes.

Ventura Sally, et al. (2012) apresenta taxas de gravidez detalhadas para 1990-2008 no seu estudo, actualizando uma série nacional de taxas que se estende desde 1976. São apresentados e descritos dados tabulares e gráficos sobre as taxas de gravidez por idade, etnia, origem hispânica e estado civil.

RELATÓRIOS SOBRE A PARENTALIDADE ADOLESCENTE E A EXCLUSÃO SOCIAL

'Reaching out think Family' (2006), o relatório analítico de curto prazo da revisão do Governo sobre Famílias em Risco, sublinha a importância de serviços integrados que prestem apoio personalizado, flexível e holístico a famílias vulneráveis, incluindo pais adolescentes. Os programas locais inovadores mostram que o trabalho com toda a família tem um potencial impressionante para tirar partido dos pontos fortes das famílias e envolver as famílias numa fase precoce. O relatório final da revisão será publicado no outono de 2007.

O estudo de John Hills sobre o futuro papel da habitação social, publicado em fevereiro de 2007, recomenda que se ofereça um "menu mais diversificado" de opções de habitação para garantir que a oferta de habitação é mais adequada às circunstâncias das pessoas em diferentes fases das suas vidas. O nosso objetivo é permitir que as jovens mães desenvolvam competências essenciais para a vida e se envolvam na educação e no emprego para evitar a exclusão social e melhorar os resultados para elas e para os seus filhos.Jane é apoiada pelo seu mentor de aprendizagem para se manter a par das aulas e continua a frequentar o aconselhamento pré-natal. À medida que a gravidez avança, Jane começa a sentir-se pouco à vontade na escola e diferente dos seus amigos. Diz a Sarah que está a tomar consciência da sua gravidez e que se sente mais à vontade com os novos amigos que fez no aconselhamento pré-natal. No entanto, apesar dos seus sentimentos, Joana preferia ficar na escola. Sarah incentiva Jane a utilizar o centro de acolhimento no recinto da escola para falar com a enfermeira sobre os seus sentimentos durante os intervalos escolares, uma vez que este é por vezes utilizado por outras jovens mães. É acordado com a professora de Jane e com Michelle que Jane pode sair da escola um pouco mais cedo do que os outros alunos, para evitar o stress da escola.De facto, há uma série de estudos, tanto no Reino Unido como nos EUA, que provam estes pontos através de uma análise estatística detalhada. É algo intrigante o facto de estes resultados não terem tido mais impacto, o que talvez seja prova do poder do pânico moral e do simbolismo político sobre a análise científica. Em primeiro lugar, uma série de estudos estatísticos efectuados nas décadas de 1970 e 1980 controlavam simplesmente as variáveis de base comuns, como a classe parental, a educação e o rendimento. Estes estudos levaram à conclusão de que, embora algumas das diferenças no bem-estar medido entre mães adolescentes e outras mães jovens se devessem a outros factores que não a idade do primeiro parto (principalmente a classe social), os efeitos residuais do nascimento na adolescência continuavam a ser significativamente negativos. No entanto, os investigadores cedo se aperceberam de que estudos como este não conseguiam explicar adequadamente toda a gama de efeitos de seleção. Por conseguinte, conceberam "experiências naturais" em que estes factores podiam ser muito mais bem controlados, tais como comparações entre primas, irmãs e irmãs gémeas (das quais apenas uma era mãe adolescente), e entre mães adolescentes e outras mulheres que tinham engravidado na adolescência, mas que tinham sofrido um aborto espontâneo (e que, presumivelmente, teriam acabado por ser mães). Estes estudos concluíram que os efeitos da idade de nascimento per se eram muito reduzidos, ou, como Hoffman (1998, 237) afirmou na sua análise sistemática da investigação americana, "essencialmente nulos". De facto, nos Estados Unidos, as mães adolescentes na casa dos 20 e poucos anos tiveram melhores resultados em termos de emprego e de rendimento do que as adolescentes com abortos espontâneos, o que ironicamente significa que as despesas públicas teriam aumentado se elas não se tivessem tornado mães adolescentes! Nesta perspetiva, parece que é melhor para estas adolescentes - para elas próprias, para os seus filhos e para o país - ter um filho na adolescência (ver Geronimus, 1997). Embora não tão rigorosos do ponto de vista estatístico, os estudos efectuados no Reino Unido chegaram a conclusões semelhantes (ver Babb, 1994, Botting et al 1998, Corcoran, 1998). Os resultados dos estudos sobre os resultados em termos de saúde foram semelhantes: uma vez tidos em conta os efeitos das desvantagens sociais, o nascimento na adolescência era, quando muito, melhor do que um nascimento mais tardio após 25 anos (Cunnington, 2001).O British Cohort Study (BCS70). Analisa as provas da existência de tais efeitos na literatura quantitativa sobre "efeitos de vizinhança". Também se baseia na literatura de ideias sobre parentalidade adolescente para identificar três quadros explicativos para o fenómeno (custos de oportunidade, valores diferenciais e redes sociais) e para examinar as provas qualitativas e quantitativas de que estes mecanismos variam no espaço de forma a produzir diferentes "efeitos de lugar" a diferentes escalas espaciais. Concluímos que, embora haja boas razões para crer que os bairros e influências mais amplas estão associados à gravidez adolescente planeada ou não planeada e à propensão para ser pai, os dados estatísticos são mistos e relativamente escassos no Reino Unido. Os decisores políticos têm de recorrer à literatura mais alargada, incluindo estudos qualitativos e conhecimentos dos profissionais, bem como a provas "concretas" do impacto dos bairros. Por último, abordamos as implicações para a política. Desafiamos de forma crítica a noção de que os efeitos de área e as políticas baseadas na área estão necessariamente ligados e, em vez disso, tiramos algumas conclusões mais específicas sobre o que as provas significam (e não significam) para o objetivo e a conceção das intervenções políticas.A investigação nesta área também realça a construção da gravidez "adolescente" como um problema social (Kidger, 2004, Duncan, 2005) e a natureza altamente selectiva da investigação dominante que se centra nos efeitos nocivos da maternidade precoce (Arai, 2003b, Lawler & Shaw, 2002). Além disso, existe um pequeno mas crescente conjunto de estudos que contradizem os estereótipos negativos, documentando as atitudes positivas dos jovens pais em relação à parentalidade precoce (Phoenix, 1991, Rolfe, 2000). Esta investigação é relevante porque ilustra a posição epistemológica e os tons negativos que estão subjacentes aos estudos predominantes nesta área e realça as diferenças entre o pensamento dominante sobre a parentalidade jovem e os pontos de vista e experiências dos próprios jovens pais sobre a parentalidade. Para efeitos do presente documento, utilizo o termo genérico "jovens pais".

CAPÍTULO-3
METODOLOGIA

Este capítulo trata da metodologia utilizada pelo investigador na realização deste estudo. A metodologia pode ser entendida como uma ciência que examina a forma como a investigação é conduzida cientificamente. No presente estudo, foram dados vários passos para investigar o problema de investigação. Após a definição do tema de investigação, foi recolhida a literatura existente para obter uma base teórica sólida para o problema. O presente estudo é, portanto, uma tentativa modesta neste sentido. Este capítulo descreve a metodologia adoptada para o estudo e apresenta uma breve descrição dos métodos, técnicas, tabelas e análise de dados adequados com base nos objectivos do estudo.

3.1 Descrição do problema
3.2 Objectivos do estudo
3.3 Cenário do estudo
3.4 Quadro de amostragem
3.5 Elaboração de um programa de entrevistas
3.6 Recolha de dados
3.7 O método principal
3.8 O método secundário
3.9 Analisar os dados

3.1 Descrição do problema

Este estudo intitula-se "Factores de risco para a gravidez e parentalidade na adolescência".

3.2 Objectivos do estudo

O presente estudo foi realizado com os seguintes objectivos O objetivo do presente estudo era descobrir as caraterísticas sócio-demográficas e os factores associados à gravidez na adolescência. O principal objetivo é investigar os factores de risco e as consequências da gravidez entre as adolescentes.

1. Avaliação das caraterísticas socioeconómicas e demográficas das mães adolescentes na área de estudo.
2. Descobrir os factores responsáveis pelos casamentos precoces e pela gravidez na adolescência.
3. Analisar os factores de risco que contribuem para a gravidez na adolescência.
4. Investigar as consequências da gravidez na adolescência para a saúde da mulher.
5. Determinação do risco de uma gravidez na adolescência para a saúde geral da mãe e do filho.
6. Investigar a parentalidade adolescente e a exclusão social.

3.3 Cenário do estudo

O presente estudo foi efectuado em Chandragiri Mandal do distrito de Chittoor. A área de estudo fica a apenas 20 km de Tirupati e a 50 km da sede do distrito de Chittoor. O estudo foi realizado em Chandragiri; as aldeias selecionadas foram B.D, Colony, Kota, J.R.K.R Area, Venkatampeta, Rayalapuram, Thondawada, K.Sanambatla, P.Sanambatla, Ithepalle, Agarala, Kotala e P.N.Palli.

3.4 Quadro de amostragem

A unidade de amostragem do estudo foi constituída por mães adolescentes casadas e mães adolescentes jovens que deram à luz um filho. O grupo etário é constituído por mulheres rurais com idades compreendidas entre os 15 e os 25 anos. A amostra de 100 mães adolescentes das aldeias de Chandragiri mandal foi selecionada através do método de amostragem intencional e da técnica de bola de neve.

3.5 Elaboração de um programa de entrevistas

Foi cuidadosamente concebido um programa de entrevistas para recolher informações junto dos inquiridos. No presente estudo, o método de entrevista é utilizado para aprofundar o estudo, uma vez que foram formuladas questões sensíveis no estudo. As perguntas do guião de entrevista foram formuladas da forma mais simples possível, e a conceção do guião também foi mantida o mais simples possível para evitar confusões e mal-entendidos. O programa final foi essencialmente dividido em três partes. A Parte A trata da situação socioeconómica e demográfica dos inquiridos. A Parte B trata do estado de saúde dos inquiridos. A parte C incide sobre os factores de risco das mães adolescentes: a) factores de saúde b) factores sociais c) factores de risco económico.

3.6 Recolha de dados

Os dados para este estudo foram recolhidos por meio de entrevistas e observações. Antes de entregar o programa de entrevistas aos inquiridos, foi feita uma tentativa de estabelecer uma relação com eles. Um estudo de campo para recolher dados primários relevantes é uma tarefa muito importante em qualquer trabalho de investigação. Uma boa relação entre o investigador e os inquiridos foi fundamental para acelerar o processo de entrevista. Depois de estabelecer uma boa relação, o investigador explicou o objetivo do estudo aos inquiridos e pediu a sua cooperação na recolha de dados.

3.7 O método principal

O investigador recolheu dados através da interação verbal, da observação e de um guião de entrevista. O programa de entrevistas foi utilizado pelo investigador para obter mais informações sobre as condições sociais, económicas e de saúde, etc.

3.8 O método secundário

Através deste método, o investigador tem a certeza de apoiar a sua investigação sobre este tema. Serviu o investigador ao fornecer mais pormenores sobre os factores de risco da gravidez na adolescência. O método secundário que o investigador seguiu foi o dos livros, revistas, artigos, jornais, registos, relatórios, etc., para obter mais conhecimentos inspiradores e pormenores sobre o problema.

3.9 Analisar os dados

Uma vez concluída a recolha de dados, os questionários foram descodificados, resumidos e analisados através de métodos estatísticos simples, como as percentagens, e apresentados sob a forma de tabelas. O capítulo seguinte trata da análise e interpretação dos dados.

CAPÍTULO-4

RESULTADOS E DISCUSSÃO

Após a recolha de dados, é importante processá-los numa determinada ordem. Os dados recolhidos foram cuidadosamente interpretados e apresentados nos resultados e na discussão. Após a recolha de dados, o investigador tabulou os dados de acordo com diferentes variáveis e as respostas foram classificadas de acordo com caraterísticas gerais como o sexo, a idade, o nível de instrução, o rendimento do marido, a profissão, etc. As perguntas abertas e fechadas foram calculadas. Os dados foram calculados utilizando frequências e percentagens e apresentados em tabelas.

A idade é um elemento importante da variável social. As diferenças de idade podem conduzir a respostas diferentes. Em geral, a idade avançada está associada à experiência e a uma melhor exposição, proporcionando assim uma melhor visão. A idade indica alterações nos aspectos estruturais do problema em estudo. A idade dos inquiridos é analisada e apresentada no Quadro 1.

Quadro:-1 Distribuição percentual dos inquiridos por idade

Age Groups[In Years]	Number of Respondents	Percentage
18-20	26	26
20-22	60	60
22-above	14	14
Total	**100**	**100**

Discussão

O quadro acima mostra a distribuição etária dos inquiridos. Mais de metade (60%) dos inquiridos situava-se na faixa etária dos 20 aos 22 anos, mais de um quarto (26%) dos inquiridos tinha entre 18 e 20 anos e uma pequena percentagem (14%) situava-se na faixa etária superior a 22 anos.

Conclusão

Verificou-se que mais de metade (60 %) dos inquiridos pertenciam ao grupo etário dos 20 aos 22 anos.

O casamento como instituição é geralmente aceite, especialmente na sociedade indiana. Só é aceite quando uma rapariga ultrapassa a idade legal de 18 anos e um rapaz ultrapassa a idade de 22 anos. No entanto, os casamentos precoces ocorrem na maior parte do país. No presente estudo, o investigador classificou a idade de casamento dos inquiridos em três categorias: menos de 19 anos, 20 a 22 anos e menos de 25 anos.

Quadro n.º 2: Distribuição percentual dos inquiridos por idade no casamento

Age [In Years]	Number of Respondents	Percentage
Below-19	75	75
20 to 22	23	23
23 to 25	2	2
Total	**100**	**100**

Discussão

O quadro 2 mostra a idade de casamento dos inquiridos. Três quartos (75 %) dos inquiridos casaram com menos de 19 anos, quase um quarto (23 %) casou com menos de 22 anos e apenas uma pequena percentagem (2 %) casou com menos de 25 anos.

Conclusão

Verificou-se que a maioria, ou seja, três quartos (75 %) dos inquiridos, casou com menos de 19 anos.

Quadro N.º:-3 Distribuição percentual dos inquiridos segundo a idade do marido no casamento

Age [In Years]	Number of Respondents	Percentage
Below 23	15	15
23To25	67	67
25To30	18	18
Total	**100**	**100**

Discussão

O quadro acima mostra a idade de casamento dos maridos das inquiridas. A maioria (67%) dos maridos das inquiridas casou com menos de 25 anos. 18% deles casaram com menos de 25-30 anos e 15% com menos de 23 anos.

Conclusão

Verificou-se que a maioria (67%) dos maridos inquiridos tinha casado com menos de 25 anos.

NÍVEL DE ESCOLARIDADE DOS INQUIRIDOS

A educação é o meio para o empoderamento. Permite que as pessoas tomem consciência dos seus direitos e os exijam. Por conseguinte, o investigador analisou esta variável. O quadro seguinte fornece informações sobre o nível de escolaridade dos inquiridos.

Quadro No:-4 Distribuição percentual dos inquiridos de acordo com o seu nível de educação

Educational Status	Number of respondents	Percentage
Illiterates	10	10
Primary	31	31
High school	41	41
Graduate and above	18	18
Total	**100**	**100**

Discussão

O quadro 4 mostra o nível de educação dos inquiridos: quase metade (41%) dos inquiridos possui um certificado de conclusão do ensino secundário, um terço (31%) possui um certificado de conclusão do ensino primário. Um décimo (18%) dos inquiridos possui um diploma universitário e uma pequena percentagem (10%) dos inquiridos é analfabeta.

Conclusão

Verificou-se que quase metade (41%) dos inquiridos possuía um diploma de conclusão do ensino secundário.

Quadro No:-5 Distribuição percentual dos inquiridos de acordo com a escolaridade dos seus maridos

Educational status	Number of Respondents	Percentage
Illiterate	2	2
Primary	20	20
High school	45	45
Graduate and Above	33	33
Total	**100**	**100**

Discussão

O quadro 5 mostra que quase metade (45%) dos cônjuges inquiridos tinha um diploma do ensino secundário, enquanto um terço (33%) dos inquiridos tinha um diploma universitário. Quase um quarto (20 %) dos inquiridos tinha o ensino primário e muito poucos (2 %) eram analfabetos.

Conclusão

Quase metade (45%) dos inquiridos possui um certificado de conclusão do ensino secundário

Quadro n.º 6: Distribuição percentual dos inquiridos por profissão do marido

Occupation	Number of respondents	Percentage
Farmer	19	19
Self- employment	51	51
Govt Employee	5	5
Private Employee	25	25
Total	**100**	**100**

Discussão

O quadro acima fornece informações sobre o estatuto profissional dos maridos das inquiridas. Verificou-se que quase metade (51%) dos maridos das inquiridas trabalhavam por conta própria, enquanto um quarto (25%) dos maridos das inquiridas trabalhava no sector privado. Um décimo (19%) dos maridos das inquiridas era agricultor e a menor percentagem (5%) dos maridos das inquiridas trabalhava para o governo.

Conclusão

A maioria (51%) dos maridos inquiridos eram operários, enquanto muito poucos (5%) trabalhavam no sector público.

As fontes de rendimento dos maridos das inquiridas variam de acordo com as suas condições de vida, estatuto, propriedade da terra, etc. O rendimento mensal dos inquiridos provém de várias fontes, como a agricultura, o trabalho diário, o comércio, os serviços e outros.

Quadro n.º 7: Distribuição percentual dos inquiridos de acordo com o rendimento mensal do marido

Level of Income	Number of respondents	Percentage
>10,000 Below	70	70
10,000 To 15,000	15	15
15,000 To 20,000	15	15
Total	**100**	**100**

Discussão

Os dados acima mostram que quase três quartos (70%) do rendimento mensal do marido é inferior a 10.000 rupias e uma percentagem igual (15%) do rendimento do marido situa-se entre 10.000 e 15.000 rupias e entre 15.000 e 20.000 rupias, respetivamente.

Conclusão Verificou-se que a maioria (70%) dos maridos inquiridos tinha um rendimento mensal inferior a 10.000 rupias.

8. POSIÇÃO PROFISSIONAL DOS ENTREVISTADOS

O investigador dividiu as profissões dos inquiridos em duas categorias, nomeadamente diaristas e trabalhadores por conta própria.

Quadro n.º 8: Distribuição percentual dos inquiridos por profissão

Occupational Status	Number of respondents	Percentage
Laborers	85	85
Self-Employed	15	15
Total	**100**	**100**

Discussão

O quadro acima fornece informações sobre o estatuto profissional dos inquiridos. A maioria (85%) dos inquiridos eram trabalhadores por conta de outrem e um décimo (15%) dos inquiridos eram trabalhadores por conta própria.

Conclusão

Verificou-se que a maioria (85%) dos inquiridos eram trabalhadores diaristas.

DISTRIBUIÇÃO DOS INQUIRIDOS COM BASE NA CASTA

Quadro n.º 9: Distribuição percentual dos inquiridos por casta

Category	Number of respondents	Percentage
SC	64	64
ST	3	3
BC	17	17
OC	16	16
Total	**100**	**100**

Discussão

Os dados da tabela acima mostram que dois terços (64%) dos inquiridos pertencem à categoria SC. Um décimo (17%) dos inquiridos pertencia à categoria BC e um décimo (16%) dos inquiridos pertencia à categoria OC. Uma proporção insignificante (3%) dos inquiridos pertencia ao grupo ST.

Verificou-se que a maioria (64%) dos inquiridos pertencia à categoria SC.

9. Sabe qual é a idade legal de casamento para rapazes e raparigas?

Quadro n.º 10: Distribuição percentual dos inquiridos de acordo com a idade de casamento dos rapazes e das raparigas

Response	Number of Respondents	Percentage
Yes	36	36
No	64	64
Total	**100**	**100**

Discussão

A tabela acima mostra que dois terços dos inquiridos (64%) disseram que não sabiam nada sobre a idade do casamento para rapazes e raparigas, enquanto mais de um terço (36%) dos inquiridos disseram que sabiam alguma coisa sobre a idade do casamento para rapazes e raparigas.

Conclusão

Verificou-se que a maioria (64%) dos inquiridos respondeu "não" ao facto de não ter ideia sobre a idade do casamento.

Quadro 10.1 Distribuição percentual dos inquiridos de acordo com a idade "se sim" dos rapazes e das raparigas

Boys Age	Number of Respondents	Girls Age	Number of Respondents
Above20Years	6	>19Years	28
22Years	25	>21Years	5
Above 25Years	5	>23Years	3
Total	36	Total	36

Discussão A tabela acima mostra que quase um quarto (25%) dos inquiridos declarou que a idade do casamento era superior a 22 anos para os rapazes e superior a 19 anos para as raparigas (28%). Uma percentagem igual (5%) declarou que a idade do casamento era superior a 20 anos para os rapazes e superior a 21 anos para as raparigas. Uma pequena percentagem (3%) declarou que a idade do casamento para as raparigas era superior a 23 anos.

Conclusão

Quase um quarto (25%) dos inquiridos declarou que a idade do casamento para os rapazes é superior a 22 anos e para as raparigas (28%) superior a 19 anos.

O seu marido era seu parente antes do casamento?

Quadro N.º: - 11 Distribuição percentual dos inquiridos quanto ao facto de o marido ser seu parente antes do casamento

Response	No of Respondents	Percentage	If yes what is the Relationship.	Percentage
Yes	37	37	Paternal Cousin	13
No	63	63	Maternal Cousin	24
Total	**100**	**100**	**Total**	**37**

Discussão

O quadro mostra que a maioria, ou seja, dois terços (63%) dos inquiridos, não tem parentes e apenas mais de um terço (37%) dos inquiridos declarou que o seu cônjuge era um parente. Um quarto (24%) dos cônjuges inquiridos são primos por parte da mãe e um décimo (13%) dos cônjuges inquiridos são primos por parte do pai.

Conclusão

Verificou-se que a maioria (63%) dos maridos das inquiridas não estava numa relação.

10. Principais razões para o casamento precoce no seu caso

Tabela n.º 12: Distribuição percentual dos inquiridos de acordo com as principais razões para o casamento precoce

Major Reasons	Number of Respondents	Percentage
Family	75	75
Individual Interest [Love marriage]	25	25
Total	**100**	**100**

Discussão

A tabela acima mostra as principais razões para os casamentos precoces dos inquiridos. A maioria dos inquiridos (75%) declarou que a coerção por parte de familiares era a principal razão para os casamentos precoces, e um quarto (25%) dos inquiridos declarou que a influência individual (casamento por amor) era a principal razão para o casamento precoce.

ConclusãoA maioria dos inquiridos (75%) afirmou que a coerção por parte dos familiares era a principal razão para os casamentos precoces.

11. Os seus pais falaram consigo sobre o seu casamento quando este foi decidido

Quadro n.º 13: Distribuição percentual dos inquiridos sobre a discussão com os pais quando decidem casar

Response	Number of Respondents	Percentage
Yes	75	75
No	25	25
Total	**100**	**100**

Discussão

O Quadro 13 mostra claramente se os pais discutiram o casamento com os inquiridos quando este foi decidido. A maioria (75%) dos inquiridos respondeu "sim" e um quarto (25%) respondeu "não". Isto mostra que, para um quarto dos inquiridos, os pais tomam decisões sobre o casamento das suas filhas sem dar prioridade às decisões dos inquiridos.

Conclusão

Verificou-se que a maioria (75%) dos inquiridos respondeu que "sim", os seus pais discutiram o casamento quando este foi decidido.

12. As principais pessoas responsáveis por iniciar o casamento e decidir o resultado final

Quadro n.º 14: Distribuição percentual dos inquiridos pelas principais razões para o casamento

Chief Persons	Number of Respondents	Percentage
Parents	73	73
Relatives	2	2
Others[Friends]	25	25
Total	**100**	**100**

Discussão

A tabela acima mostra que, para quase três quartos (73%) dos inquiridos, os pais foram os principais instigadores do casamento. Para um quarto (25%) dos inquiridos, os amigos foram os principais instigadores do casamento. Uma percentagem insignificante (2%) declarou que os seus familiares foram os principais instigadores do casamento.

Conclusão

Verificou-se que a maioria (73%) dos inquiridos considerava que os pais eram os principais responsáveis pelo casamento.

13. A principal razão para o casamento precoce

Tabela n.º 15: Distribuição percentual dos inquiridos de acordo com a principal razão para o casamento precoce Discussão

Major Reason	Number of Respondents	Percentage
To avoid dowry	70	70
To avoid risk of girls going away	5	5
Ideal age	25	25
Total	**100**	**100**

A tabela acima mostra que para quase três quartos (70%) dos inquiridos, evitar o dote foi a principal razão para o casamento precoce. Quase um quarto (25%) dos inquiridos favoráveis ao casamento precoce citou a idade ideal como a principal razão e uma percentagem muito pequena (5%) dos inquiridos queria evitar o risco de as raparigas partirem.

Conclusão

Verificou-se que a maioria (70%) dos inquiridos citou o facto de evitar um dote como a principal razão para casar cedo.

14. Que cuidados médicos recebeu durante a sua gravidez?

Quadro n.º 16: Distribuição percentual das inquiridas que procuraram ajuda médica durante a gravidez

Medical help	No of Respondents	Percentage
A N M	21	21
P H C	51	51
Hospital	28	28
Total	**100**	**100**

Discussão

A partir da tabela acima, é evidente que quase metade (51%) dos inquiridos recorreu a ajuda médica nos PHC, quase um quinto (28%) dos inquiridos recorreu a ajuda médica em hospitais. E quase um quarto (21%) dos inquiridos recorreu à ajuda médica da A.N.M.

Conclusão

Verificou-se que a maioria (51%) dos inquiridos procurou ajuda médica junto das autoridades de saúde.

15. Número de consultas pré-natais

Tabela N.º: - 17 Distribuição percentual dos inquiridos de acordo com o número de consultas pré-natais

Antenatal Visits	Number of Respondents	Percentage
3	47	47
4	24	24
5	29	29
Total	**100**	**100**

Discussão

A tabela mostra o número de consultas pré-natais efectuadas pelos inquiridos. Quase metade (47%) dos inquiridos visitou as grávidas três vezes. Quase um terço (29%) dos inquiridos visitou as grávidas cinco vezes e quase um quarto (24%) dos inquiridos visitou-as quatro vezes.

Conclusão

Verificou-se que a maioria (47%) das inquiridas frequentou os cuidados pré-natais três vezes.

Quadro 18: Distribuição percentual das inquiridas de acordo com os cuidados pós-natais recebidos

Response	No of Respondents	Percentage
Yes	100	100
No	0	0
Total	**100**	**100**

Discussão

Quase todas as inquiridas (100%) responderam afirmativamente à questão de saber se tinham recebido cuidados pós-natais após o parto. É importante que as mulheres grávidas, especialmente as jovens mães, beneficiem de cuidados pré e pós-natais para evitar riscos.

Conclusão

Verificou-se que quase todas as inquiridas (100%) afirmaram ter recebido cuidados pós-natais.

19. Doença pré-natal primária

Quadro n.º 19: Distribuição percentual dos inquiridos em relação à doença pré-natal subjacente

Antenatal condition	No of Respondents	Percentage
Normal	68	68
Hypertension	2	2
Anemia	30	30
Total	**100**	**100**

Discussão

A tabela acima mostra as condições pré-natais das inquiridas. Dois terços (68%) das inquiridas apresentavam condições pré-natais normais. Cerca de um terço (30%) das inquiridas tinha anemia. E a menor percentagem (2%) tinha hipertensão.

Conclusão

Verificou-se que (68%) a maioria dos inquiridos tinha uma condição normal antes do nascimento.

Quadro N.º: - 20 Distribuição percentual dos inquiridos por tipo de parto

Type of Delivery	Number of Respondents	Percentage
Normal	54	54
Caesarean	46	46
Total	**100**	**100**

Discussão

A análise da tabela mostra que mais de metade (54%) dos inquiridos referiu um parto normal. Mais de dois quintos (46%) dos inquiridos referiram uma cesariana.

Conclusão

Verificou-se que mais de metade (54%) dos inquiridos relataram um parto normal.

Tabela N.º: - 21 Distribuição percentual dos inquiridos por peso do bebé à nascença

Weight of Baby	Number of Respondents	Percentage
2.1/2 Kg Below	61	61
3 To 31/2 Kg Above	39	39
Total	**100**	**100**

Discussão

A análise do quadro acima mostra que a maioria, ou seja, dois terços (61%) dos inquiridos, tinha um peso à nascença inferior a 2,1/2 kg. Mais de um terço (39%) dos inquiridos tinha um peso à nascença de 3 a 3 ^ kg.

Conclusão

Verificou-se que a maioria dos inquiridos (61%) tinha bebés que pesavam menos de 1/2 kg à nascença.

22. Sexo do bebé à nascença

Quadro 22: Distribuição percentual dos inquiridos de acordo com o sexo da criança nascida no momento do parto

Sex	Number of Respondents	Percentage
Male	46	46
Female	54	54
Total	**100**	**100**

Discussão

A tabela acima mostra a distribuição por género das crianças nascidas dos inquiridos no momento do parto. Mais de metade (54%) das inquiridas deram à luz crianças do sexo feminino e mais de dois quintos (46%) das inquiridas deram à luz crianças do sexo masculino.

Conclusão

Verificou-se que (54%) dos inquiridos deram à luz crianças do sexo feminino.

23. Estado de saúde geral dos inquiridos

Quadro 23: Distribuição percentual do estado geral de saúde dos inquiridos

Health Status	Number of Respondents	Percentage
Below Normal	13	13
Normal	80	80
Good	7	7
Total	**100**	**100**

Discussão

O quadro mostra que a maioria dos inquiridos (80%) tem um estado de saúde normal. Um décimo (13%) dos inquiridos tem um estado de saúde pior do que o normal. E uma pequena percentagem (7%) dos inquiridos tem um bom estado de saúde.

Conclusão

Verificou-se que a saúde da maioria (80%) dos inquiridos era normal. Uma pequena percentagem (7%) tinha um bom estado de saúde.

24. Com o bebé que tem agora, quantos filhos gostaria de ter?

Quadro 24: Distribuição percentual dos inquiridos de acordo com o número de filhos que gostariam de ter

Number of Children	Number of Respondents	Percentage
Single Child	96	96
Two Child	4	4
Total	**100**	**100**

Discussão

O quadro mostra que a maioria dos inquiridos (96%) tem um único filho e gostaria de ter dois ou três filhos. Uma percentagem muito pequena (4%) dos inquiridos tem dois filhos.

Conclusão

Verificou-se que a maioria (96%) dos inquiridos tem um único filho.

25. Opinião sobre o número de filhos que seria ideal [muito bom] para uma família

Quadro 25: Distribuição percentual das opiniões dos inquiridos sobre o número de filhos que seria ideal [muito bom] para uma família

Opinion	Number of Respondents	Percentage
Male	45	45
Female	16	16
Male & Female	39	39
Total	**100**	**100**

Discussão

A tabela acima mostra que mais de dois quintos (45%) dos inquiridos consideram que os filhos ideais para a família são do sexo masculino. Mais de um terço (39%) dos inquiridos considera que os filhos ideais para a família são do sexo masculino e feminino. E mais de um décimo (16%) dos inquiridos considera que os filhos ideais para a família são apenas do sexo feminino.

Conclusão

Verificou-se que a maioria dos inquiridos (45%) considera que os filhos ideais para a família são apenas os filhos do sexo masculino.

26 Opinião dos inquiridos sobre o número máximo de filhos que se deve ter durante a vida

Quadro nº: - 26 Distribuição percentual das opiniões dos inquiridos sobre o número máximo de filhos que se deve ter durante a vida

Number of Children	No of Respondents	Percentage
2.Children	96	96
3.Children	4	4
Total	**100**	**100**

Discussão

O quadro mostra que a maioria (96%) dos inquiridos afirmou que deveria ter pelo menos dois filhos durante a sua vida. Muito poucos (4%) dos inquiridos afirmaram que deveriam ter, no máximo, três filhos durante a sua vida.

Conclusão

Verificou-se que a maioria dos inquiridos deveria ter, no máximo, dois filhos durante a sua vida.

27. Idade do parto

Quadro 27: Distribuição percentual dos inquiridos por idade do parto

Age of Delivery	No Of Respondents	Percentage
19Years Below	34	34
22 years Below	56	56
25 Years Below	10	10
Total	**100**	**100**

Discussão

O quadro acima mostra que metade (56%) das inquiridas deu à luz com menos de 22 anos, mais de um terço (34%) das inquiridas deu à luz com menos de 19 anos e uma pequena percentagem (10%) das inquiridas deu à luz com menos de 25 anos.

Conclusão

Verificou-se que a maioria (56%) dos inquiridos tinha menos de 22 anos à data do nascimento.

28. Se o seu primeiro filho já não está consigo, gostaria de ter outro filho para compensar a perda?

Quadro n.º 28: Distribuição percentual dos inquiridos, quando o primeiro bebé desaparece, o que faria para compensar a perda?

Response	No of Respondents	Percentage
Yes	15	15
No	85	85
Total	**100**	**100**

Discussão

Podemos constatar os seguintes factos: A maioria (85%) dos inquiridos afirmou que, se o primeiro bebé tivesse desaparecido, não gostaria de ter mais um bebé para compensar a perda. E mais de um décimo (15%) dos inquiridos responderam que "sim", se o primeiro bebé já não existisse, prefeririam ter outro bebé para compensar a perda.

Conclusão

Verificou-se que a maioria (85%) dos inquiridos respondeu que "não", se o primeiro filho já não existir, não preferem ter outro filho para compensar a perda.

29. Você ou o seu cônjuge utilizaram algum método de planeamento familiar?

Tabela No.:-29 Distribuição percentual dos inquiridos de acordo com a utilização de métodos de planeamento familiar

Response	Number of Respondents	Percentage
Yes	15	15
No	85	85
Total	**100**	**100**

Discussão

A tabela mostra que a maioria (85%) dos inquiridos respondeu "Não" que não utiliza planeamento familiar, enquanto mais de um décimo (15%) dos inquiridos respondeu "Sim" que utiliza um método de planeamento familiar.

Conclusão

Verificou-se que a maioria dos inquiridos (85%) respondeu "não" a não ter utilizado um método de planeamento familiar.

30. Já alguma vez sofreu um aborto na sua vida?

Quadro 30: -Distribuição percentual dos inquiridos de acordo com as experiências de aborto na sua vida

Response	Number of Respondents	Percentage
Yes	15	15
No	85	85
Total	**100**	**100**

Discussão

O quadro acima mostra que a maioria (85%) dos inquiridos respondeu "Não" a não ter feito um aborto e apenas (15%) dos inquiridos respondeu "Sim" a ter feito um aborto na sua vida.

Conclusão

Verificou-se que a maioria (85%) das inquiridas não fez um aborto porque deu à luz numa instituição e recebeu cuidados médicos adequados.

31. Acredita que o aborto é seguro?

Quadro 31: Distribuição percentual da opinião dos inquiridos sobre se o aborto é seguro

Response	Number of Respondents	Percentage
Yes	15	15
No	85	85
Total	**100**	**100**

Discussão

O quadro acima mostra que a maioria (85%) dos inquiridos não considera o aborto seguro. Mais de um décimo (15%) dos inquiridos respondeu "sim" que o aborto é seguro.

Conclusão

Verificou-se que a maioria (85%) dos inquiridos respondeu "não", afirmando que o aborto não é uma prática segura.

32. Se tiver problemas de saúde depois do casamento

Quadro No.:-32 Distribuição percentual dos problemas de saúde dos inquiridos após o casamento

Health Problems	Number of Respondents	Percentage
Fever	22	22
Anemia	19	19
Hands & Leg Pains	6	6
No Problems	53	53
Total	**100**	**100**

Discussão

Os dados mostram que metade (53%) dos inquiridos respondeu "não" a não ter problemas de saúde. Quase um quarto dos inquiridos (22%) teve febre, mais de um décimo (19%) dos inquiridos sofreu de anemia. E a menor percentagem (6%) dos inquiridos tinha dores nas mãos e nas pernas.

Conclusão

Verificou-se que metade (53%) dos inquiridos respondeu "não" a não ter problemas de saúde após o casamento.

33. Teve alguma complicação durante o parto?

Tabela N.º:-33 Distribuição percentual das inquiridas que tiveram complicações durante o parto

Response	No of Respondents	Percentage
Yes	90	90
No	10	10
Total	**100**	**100**

Discussão

A tabela mostra que a maioria (90%) das inquiridas respondeu "sim" a ter tido complicações durante o parto. Uma pequena percentagem (10%) respondeu que "não", que não teve complicações durante o parto.

Conclusão

Verificou-se que a maioria (90%) das inquiridas respondeu "sim" a ter tido complicações durante o parto.

34. se recebeu cuidados médicos adequados durante a gravidez

Tabela N.º:-34 Distribuição percentual das inquiridas a favor de cuidados médicos adequados durante a gravidez

Response	Number of Respondents	Percentage
Yes	100	100
No	0	0
Total	**100**	**100**

Discussão

Os dados do quadro acima mostram que um por cento (100%) das inquiridas responderam "sim" ao facto de terem recebido assistência médica adequada durante a gravidez.

Conclusão

Verificou-se que cem por cento (100%) das inquiridas afirmaram ter procurado ajuda médica durante a gravidez.

Quadro n.º:-35 Distribuição percentual dos inquiridos quanto à sua satisfação com a vida familiar

Response	Number of Respondents	Percentage
Yes	100	100
No	0	0
Total	**100**	**100**

Discussão

A tabela mostra que cem por cento (100%) dos inquiridos afirmaram estar satisfeitos com a sua vida familiar.

Conclusão

Verificou-se que 100% dos inquiridos declararam estar satisfeitos com a sua vida familiar.

36. A sua família é contra a gravidez na adolescência?

Quadro 36: Distribuição percentual dos inquiridos que são contra a gravidez na adolescência

Response	Number of Respondents	Percentage
Yes	10	10
No	90	90
Total	**100**	**100**

Discussão

Os dados da tabela acima mostram que a maioria (90%) dos inquiridos respondeu "Não" que a família não era contra a gravidez na adolescência e muito poucos (10%) responderam "Sim" que a família era contra a gravidez na adolescência.

Conclusão

Verificou-se que a maioria (90%) dos inquiridos respondeu que "não", que a família não era contra a gravidez na adolescência.

37. Quem toma as decisões na sua família?

Tabela N.º: - 37 Distribuição percentual dos inquiridos relativamente à questão de saber quem tomará as decisões na sua família

Decisions	Number of Respondents	Percentage
Husband	69	69
Wife	6	6
Others (In- laws)	25	25
Total	**100**	**100**

Discussão

O quadro mostra que dois terços (69%) dos maridos inquiridos tomam as decisões no seio da sua família. Quase um quarto (25%) dos inquiridos afirmou que os sogros tomam as decisões na sua família. E uma percentagem muito pequena (6%) disse que as esposas tomam as decisões na sua família.

Conclusão

Verificou-se que dois terços (69%) dos maridos inquiridos tomam as decisões no seio da sua família.

38. Sentiu-se financeiramente sobrecarregada pelo seu parto?

Quadro nº: -38 Distribuição percentual dos inquiridos que são confrontados com os encargos financeiros do parto

Response	Number of Respondents	Percentage
Yes	45	45
No	55	55
Total	**100**	**100**

Discussão

Mais de metade dos inquiridos (55%) declararam não se sentir financeiramente sobrecarregados pelo seu parto, enquanto mais de dois quintos (45%) dos inquiridos se sentiram financeiramente sobrecarregados pelo seu parto.

Conclusão

Verificou-se que mais de metade dos inquiridos (55%) declararam não sentir qualquer encargo financeiro pelo seu parto.

39. Se foi internada num hospital privado ou público para o seu parto

Quadro 39: Distribuição percentual das inquiridas que deram à luz em hospitais privados/estatais

Hospitals	Number of Respondents	Percentage
Government	58	58
Private	42	42
Total	**100**	**100**

Discussão

Os dados mostram que mais de metade (58%) das inquiridas deram à luz em hospitais públicos. E mais de dois terços (42%) das inquiridas deram à luz em hospitais privados.

Conclusão

Verificou-se que mais de metade (58%) das inquiridas tinha dado à luz em hospitais públicos.

40. se recorreu a apoio financeiro de prestamistas

Quadro n.º 40: Distribuição percentual dos inquiridos que recebem apoio financeiro de prestamistas

Response	Number of Respondents	Percentage
Yes	45	45
No	55	55
Total	**100**	**100**

Discussão

O quadro mostra que metade (55%) dos inquiridos respondeu "não" a não receber apoio financeiro de prestamistas. Mais de dois quintos (45%) dos inquiridos responderam "sim" ao facto de receberem apoio financeiro de prestamistas.

Conclusão

Verificou-se que metade (55%) dos inquiridos respondeu "não" ao facto de não receber apoio financeiro dos prestamistas.

41. Tem dificuldades em obter o dinheiro para os cuidados médicos?

Quadro n.º 41: Distribuição percentual dos inquiridos relativamente à angariação de fundos para assistência médica

Response	Number of Respondents	Percentage
Yes	45	45
No	55	55
Total	**100**	**100**

Discussão

O quadro acima mostra que mais de metade (55%) dos inquiridos, quando questionados sobre se tinham dificuldade em obter o dinheiro para os cuidados médicos, responderam "Não", não tendo dificuldade em obter o dinheiro, e mais de um quinto (45%) dos inquiridos tiveram muita dificuldade em obter o dinheiro para os cuidados médicos, razão pela qual procuraram ajuda financeira junto de prestamistas.

Conclusão

Verificou-se que mais de metade (55%) dos inquiridos responderam "não", afirmando que não tinham dificuldade em obter o dinheiro.

CAPÍTULO 5
RESUMO E CONCLUSÃO

5.1 INTRODUÇÃO

A gravidez na adolescência é um dos males sociais que afectam a sociedade. A presença de uma gravidez na adolescência não favorece o desenvolvimento das raparigas. Isto deve-se à idade das raparigas e à falta de apoio consistente para cuidarem das crianças e de si próprias quando deviam estar na escola. Argumenta-se que a gravidez na adolescência e a maternidade que lhe está associada estão associadas à vergonha, à desonra e ao abandono escolar e, por vezes, significam o fim dos sonhos de aspirações mais elevadas dos indivíduos. De acordo com Yampolskaya, Brown e Greenbaum (2002), cerca de 60% das mães adolescentes vivem em situação de pobreza aquando do nascimento do filho e cerca de 73% estão a receber assistência social no prazo de cinco anos após o parto. Cunningham e Boult (1996) concluíram que a gravidez na adolescência tem muitas consequências sociais, incluindo o abandono escolar ou a interrupção da escolaridade, o desvio para actividades criminosas, o aborto, o ostracismo, a negligência infantil, as dificuldades de adaptação escolar dos filhos, a adoção, a falta de segurança social, a pobreza, a repetição da gravidez e os efeitos negativos na vida familiar. Considera-se que o abandono escolar é um "preditor único" da gravidez na adolescência e um precursor e não uma consequência da gravidez (Bonell et al., 2004). As dificuldades com a escola são explicadas de três formas inter-relacionadas: em primeiro lugar, uma forte aversão à escola que leva ao absentismo, ao abandono escolar ou à exclusão formal (Hosie, 2007), em segundo lugar, a falta de sucesso escolar (Hobcraft & Kiernan, 1999) e, em terceiro lugar, as baixas aspirações e expectativas do sistema educativo relevantes para o seu futuro emprego (Luker, (1996), Hosie (2007) também descobriu que o bullying por parte dos professores ou de outros alunos contribuía para a sua aversão à escola. As alunas que tiveram um mau desempenho escolar e não gostavam da escola antes da gravidez são tratadas negativamente pela escola quando revelam o seu estado e têm menos probabilidades de permanecer na escola do que as que anteriormente tinham um bom desempenho escolar (Hosie, 2007). A extensa revisão da literatura efectuada por Dilworth (2000) sugere que as jovens mães vivem estatisticamente em condições de pobreza, têm um nível de escolaridade mais baixo e têm menos oportunidades no local de trabalho do que as adolescentes que não são mães. A investigadora observou que a investigação sobre a prevenção da gravidez na adolescência tende a centrar-se nos aspectos negativos da parentalidade adolescente. Afirma-se também que a relação entre a gravidez na adolescência e a educação é recíproca.

As adolescentes que engravidam têm mais probabilidades de abandonar a escola, e as adolescentes que abandonam a escola têm mais probabilidades de ser

De acordo com um relatório de 2010, a maternidade na adolescência está associada a resultados sociais e de saúde negativos para as mães adolescentes e os seus filhos, embora esses resultados reflictam frequentemente défices sociais pré-existentes. Em comparação com as mulheres que adiam a maternidade até aos 20 anos, as mães adolescentes correm um risco mais elevado de abandonar a escola e de obter baixos níveis de escolaridade, de enfrentar o desemprego, a pobreza e a dependência da segurança social, de voltar a engravidar mais rapidamente, de se tornarem mães solteiras e de se divorciarem quando casam. Os bebés nascidos de mães adolescentes têm maior probabilidade de nascer prematuramente e de sofrer de mortalidade infantil. Os filhos de mães adolescentes têm resultados mais baixos em indicadores de saúde e bem-estar social do que os filhos de mães mais velhas. Dadas as consequências negativas a longo prazo da gravidez e dos nascimentos na adolescência, a prevenção da gravidez fora do casamento é um objetivo importante para esta nação. A redução dos nascimentos fora do casamento é um dos objectivos explícitos estabelecidos na lei da reforma da segurança social de 1996. Embora a taxa de natalidade entre adolescentes tenha diminuído em 21 dos últimos 23 anos, continua a ser mais elevada do que a taxa de natalidade na maioria dos países industrializados. Estima-se que 614 400 adolescentes (com idades compreendidas entre os 15 e os 19 anos) tenham engravidado, cerca de 89 300 tenham sofrido abortos espontâneos e 157 500 tenham abortado legalmente (últimos dados disponíveis). O resultado foi a ocorrência de quase 367 700 nascimentos de adolescentes nesse ano. Em 2012, 7,8% de todos os nascimentos foram de adolescentes e 17,1% de todos os nascimentos fora do casamento foram de adolescentes.

5.2 TÍTULO DO TEMA

Este documento intitula-se "Os factores de risco da gravidez e da parentalidade na adolescência".

5.3 OBJECTIVOS DO ESTUDO

Os objectivos do estudo eram

1. Avaliação das caraterísticas socioeconómicas e demográficas das mães adolescentes na área de estudo.
2. Descobrir os factores responsáveis pelos casamentos precoces e pela gravidez na adolescência.
3. Analisar os factores de risco que contribuem para a gravidez na adolescência.
4. Investigar os efeitos da gravidez na adolescência sobre a saúde de Mulheres.
5. Determinação do risco de uma gravidez na adolescência para a saúde geral da mãe e do filho.

5.4 METODOLOGIA

O presente estudo foi efectuado em Chandragiri Mandal do distrito de Chittoor. A área de estudo fica apenas a 20 km de Tirupati e a 50 km da sede do distrito de Chittoor. O estudo foi realizado em Chandragiri e as aldeias selecionadas foram B.D, Colony, Kota, J.R.K.R Area, Venkatampeta, Rayalapuram, Thondawada, K.Sanambatla, P.Sanambatla, Ithepalle, Augural, Kotala e P.N.Palli. A unidade de amostragem do estudo foi constituída por mães adolescentes casadas e mães adolescentes jovens que deram à luz um filho. O grupo etário é constituído por mulheres entre os 15 e os 25 anos de idade das zonas rurais. A amostra de 100 mães adolescentes das aldeias de Chandragiri mandal foi selecionada utilizando o método de amostragem aleatória e a técnica de bola de neve. Os dados foram recolhidos com a ajuda de um programa de entrevistas e de observação. A análise foi efectuada manualmente, utilizando estatísticas como as percentagens e as médias para a interpretação dos dados.

5.5 OS RESULTADOS MAIS IMPORTANTES DO ESTUDO

- Mais de metade (60%) dos inquiridos tinha entre 20 e 22 anos, mais de um quarto (26%) tinha entre 18 e 20 anos e (14%) tinha mais de 22 anos.
- Três quartos (75 %) dos inquiridos casaram com menos de 19 anos, quase um quarto (23 %) casou com menos de 22 anos e apenas uma pequena percentagem (2 %) casou com menos de 25 anos.
- A maioria (67%) dos maridos das inquiridas casou com menos de 25 anos. 18%

casaram com menos de 30 anos e 15% casaram com menos de 23 anos.

- Quase metade dos inquiridos (41%) tem uma formação escolar até ao nível A e um terço (31%) tem uma formação escolar até ao ensino primário. Um décimo (18%) dos inquiridos possui um diploma universitário e uma pequena percentagem (10%) dos inquiridos é analfabeta.
- Quase metade (45%) dos cônjuges inquiridos tinha um diploma do ensino secundário, enquanto um terço (33%) dos inquiridos tinha um diploma universitário ou mais. Quase um quarto (20%) dos inquiridos tinha o ensino primário e muito poucos (2%) eram analfabetos.
- Mais de metade (51%) dos maridos das inquiridas trabalhavam por conta própria, enquanto um quarto (25%) dos maridos das inquiridas trabalhava no sector privado. Um décimo (19%) dos maridos das inquiridas eram agricultores e a menor percentagem (5%) dos maridos das inquiridas trabalhava para o governo.
- Quase três quartos (70%) do rendimento mensal do marido é inferior a 10.000 rupias, e uma percentagem igual (15%) do rendimento do marido situa-se entre 10.000 e 15.000 ou 15.000 e 20.000 rupias.
- A maioria (85%) dos inquiridos eram trabalhadores por conta de outrem e um décimo (15%) dos inquiridos eram trabalhadores por conta própria.
- Dois terços (64%) dos inquiridos pertencem à categoria SC. O décimo superior
- Um quarto (25%) dos inquiridos declarou que a idade do casamento é superior a 22 anos para os rapazes e superior a 19 anos para as raparigas (28%). Uma percentagem igual (5%) declarou que a idade do casamento era superior a 20 anos para os rapazes e superior a 21 anos para as raparigas. Uma pequena percentagem (3%) declarou que a idade do casamento para as raparigas era superior a 23 anos.
- Dois terços (63%) dos inquiridos não tinham parentes e apenas mais de um terço (37%) dos inquiridos declarou que o seu cônjuge era um parente. Um quarto (24%) dos cônjuges inquiridos eram primos do lado da mãe e um décimo (13%) dos cônjuges inquiridos eram primos do lado do pai.
- A maioria dos inquiridos (75%) disse que a coerção dos membros da família era a principal razão para os casamentos precoces, e um quarto (25%) dos inquiridos disse que a influência individual [casamento por amor] era a principal razão para os casamentos precoces.
- A maioria (75%) dos inquiridos respondeu "sim" e um quarto (25%) respondeu "não" às decisões relativas ao casamento. Isto mostra que, para um quarto dos inquiridos, os pais tomam decisões sobre o casamento das suas filhas sem dar prioridade às decisões dos inquiridos.
- Para quase três quartos (73%) dos inquiridos, os pais foram os principais instigadores do casamento. Para um quarto (25%) dos inquiridos, os amigos foram os principais responsáveis pelo casamento. Uma percentagem insignificante (2%) declarou que os seus familiares foram os principais instigadores do casamento.
- Para três quartos (70%) dos inquiridos, a principal razão para o casamento precoce era evitar um dote. Quase um quarto (25%) dos inquiridos favoráveis ao casamento precoce citou a idade ideal como a principal razão, e uma pequena percentagem (5%) dos inquiridos queria evitar o risco de as raparigas partirem.
- Quase metade (51%) dos inquiridos procurou ajuda médica no hospital, quase um

quinto (28%) dos inquiridos procurou ajuda médica nos hospitais. E quase um quarto (21%) dos inquiridos procurou ajuda médica junto da A.N.M.

- A maioria (47%) dos inquiridos fez três consultas pré-natais, quase um terço (29%) fez cinco consultas pré-natais e quase um quarto (24%) fez quatro consultas pré-natais.
- Quase todas as inquiridas (100 %) responderam afirmativamente à questão de saber se tinham recebido cuidados pós-natais após o parto.
- Em dois terços (68%) das inquiridas, a principal condição pré-natal era normal. Quase um terço (30%) das inquiridas tinha anemia. E uma percentagem insignificante (2%) tinha tensão arterial elevada.
- Quase três quartos (70%) dos inquiridos disseram que a principal razão para o casamento precoce era evitar o dote. Para quase um quarto (25%) dos inquiridos, a idade ideal era a principal razão para o casamento precoce, e uma percentagem muito pequena (5%) dos inquiridos queria evitar o risco de as raparigas partirem.
- Mais de metade (54%) dos inquiridos referiram um parto normal. Mais de dois quintos (46%) das inquiridas referiram uma cesariana.
- Dois terços (61%) dos inquiridos tinham um peso à nascença inferior a 2,1/2 kg. Em mais de um terço (39%) dos inquiridos, o peso à nascença do bebé era superior a 3 a 3 ^ kg.
- Mais de metade (54%) dos inquiridos têm filhos do sexo feminino e mais de dois quintos (46%) dos inquiridos têm filhos do sexo masculino.
- A maioria dos inquiridos (80%) tem um estado de saúde normal. Um décimo (13%) dos inquiridos tem um estado de saúde pior do que o normal. E uma pequena percentagem (7%) dos inquiridos tem um bom estado de saúde.
- A maioria dos inquiridos (96%) tem um único filho. A menor percentagem (4%) dos inquiridos tem dois filhos.
- Dois quintos (45%) dos inquiridos consideram que os filhos ideais para a família são do sexo masculino. Mais de um terço (39%) dos inquiridos considera que os filhos ideais para a família são do sexo masculino e feminino. E mais de um décimo (16%) dos inquiridos considera que os filhos ideais para a família são apenas do sexo feminino.
- A maioria (96%) dos inquiridos afirmou que só deveria ter dois filhos durante a sua vida e muito poucos (4%) afirmaram que deveriam ter um máximo de três filhos durante a sua vida.
- Metade (56%) dos inquiridos tinha menos de 22 anos à nascença, mais de um terço (34%) dos inquiridos tinha menos de 19 anos à nascença e uma pequena percentagem (10%) dos inquiridos tinha menos de 25 anos à nascença.
- A maioria (85%) dos inquiridos afirmou que não gostaria de ter um filho adicional para compensar a perda do primeiro filho. E mais de um décimo (15%) dos inquiridos disse que "sim", quando o primeiro filho se fosse, preferia ter outro filho para compensar a perda.
- A maioria (85%) dos inquiridos declarou não utilizar planeamento familiar e mais de um décimo (15%) dos inquiridos declarou utilizar um método de planeamento familiar.
- A maioria (85%) dos inquiridos afirmou não ter feito um aborto e apenas (15%) dos inquiridos afirmou ter feito um aborto na sua vida.

- A maioria (85%) dos inquiridos respondeu "não", o aborto não é seguro. Mais de um décimo (15%) dos inquiridos respondeu "sim", o aborto é seguro.
- Metade (53%) dos inquiridos declarou não ter problemas de saúde. Quase um quarto dos inquiridos (22%) tinha febre, mais de um décimo (19%) dos inquiridos sofria de anemia. E a menor percentagem (6%) dos inquiridos tinha dores nas mãos e nas pernas.
- A maioria das inquiridas (90%) afirmou ter tido complicações durante o parto. Uma pequena percentagem (10%) afirmou que "não", que não teve complicações durante o parto.
- 100% das inquiridas responderam afirmativamente à questão de saber se tinham recebido assistência médica adequada durante a gravidez.
- Cem por cento (100%) dos inquiridos declararam estar satisfeitos com a sua vida
- A maioria (90%) dos inquiridos afirmou que a sua família é contra a gravidez na adolescência e apenas uma pequena percentagem (10%) afirmou que a sua família é contra a gravidez na adolescência.
- Dois terços (69%) dos inquiridos afirmaram que o marido toma as decisões na sua família. Quase um quarto (25%) dos inquiridos afirmou que os seus sogros tomam as decisões na sua família. E muito poucos (6%) disseram que as suas mulheres tomam as decisões na sua família.
- Metade dos inquiridos (55%) declarou que não se sentia financeiramente onerada pelo parto. Mais de dois quintos (45%) dos inquiridos sentiram-se financeiramente sobrecarregados pelo seu parto.
- Metade (58%) das inquiridas deu à luz em hospitais públicos. E mais de dois terços (42%) das inquiridas deram à luz em hospitais privados.
- Metade dos inquiridos (55%) afirmou não ter recebido apoio financeiro de prestamistas. Mais de dois quintos (45%) dos inquiridos disseram que sim, que tinham recebido apoio financeiro de prestamistas.
- Mais de metade (55%) dos inquiridos disseram que não tiveram dificuldade em obter o dinheiro e mais de um quinto (45%) dos inquiridos teve muita dificuldade em obter o dinheiro para os cuidados médicos, razão pela qual recorreram ao apoio financeiro de prestamistas.

5.6 SUGESTÕES PARA INVESTIGAÇÃO FUTURA

1. Poderá ser realizado um estudo semelhante para comparar os factores de risco da gravidez na adolescência em zonas rurais e tribais.
2. Pode ser efectuado um estudo semelhante para uma amostra grande.
3. Um estudo semelhante poderia também ser efectuado entre os Dalits.

BIBLIOGRAFIA

Instituto Alan Guttmacher. Citado por: Coley RL, Chase-Lansdale PL. Pregnancy and parenting in adolescents: Recent findings and future diretions. American Psychologist. 1998; 53:152166.

Agawam N, Reddish VP. Factores que influenciam o peso à nascença numa comunidade suburbana. Health Popup Perspex Issue2005; 28:189-96.

Como referido mais adiante, em 2012, 89% dos nascimentos de mulheres com menos de 20 anos não eram nascimentos matrimoniais (ou seja, nascimentos de mulheres solteiras). Note-se que, embora a Lei 104-193 utilize a gravidez como variável política, na prática os nascimentos são utilizados como indicador porque os dados sobre os nascimentos são mais recentes e fiáveis do que os dados sobre a gravidez.

Instituto Alan Guttmacher. Sex and America's Teenagers [Sexo e Adolescentes Americanos]. Nova Iorque: Alan Guttmacher Institute, 1994.

Bongkunst, J. 1994, "Population policy options in the developing world", Science 263(5148):771- 776.

Bong Arts, J., e R. Balata. 1999, "Completing the demographic transition". Population and Development Review 25(3): 515-529.

Bulling K (2006) Survey on infant feeding 2005: First results of the Information Centre

Factos e estatísticas da Campaign for Our Children, Inc. Disponível em linha: http://www.cfoc.org/4 parent/4 facts.cfm?Fact ID=67

Christensen, Sue & Ann Rosen. Gravidez na adolescência. The Family Connection of St Joseph, Inc. disponível online: http://community.michiana.org/famconn/teenpreg.html

Corbin T (2004) Mortality in children under 8 years Health Statistics Quarterly No.24 p30-37; Office for National Statistics.

Chedraui P., Hidalgo L., Chavez M., Glenda SM. Determinantes da gravidez em adolescentes com menos de 15 anos de idade no Equador. Journal of Prenatal Medicine. 2004; 32: 337-34.

Coley RL, Chase-Lansdale PL. Pregnancy and parenting in adolescents: current findings and future diretions. American Psychologist. 1998; 53:152-166.

Erich J (2003) Does a 'teenage birth' have longer-term effects on the mother? Suggestive evidence from the British Household Panel Study ISER Working Papers No. 2003-32; Institute for Social and Economic Research.

Fraser IS, Brockett JE, Ward RH. Association between young maternal age and unfavourable reproductive outcomes (Associação entre idade materna jovem e resultados reprodutivos desfavoráveis). N Engle J Med1995; 332(17):1113-1117.

Hens haw S. Tabulações não publicadas. Instituto Guttmacher. 2000, 2011, 2012.

Instituto Internacional de Ciências da População. Inquéritos Nacionais de Saúde Familiar, Índia. Key findings of NFHS-3. Mumbai: Instituto Internacional de Ciências da População, 2007. (http://www. nfhsindia.org/factsheet. html acedido em 26 de novembro de 2009).

John S. Santali e Andrea J. Melinas, "Teen Fertility in Transition: Recent and Historic Trends in the United States," Annual Review of Public Health 2010.

Johnson M., Myers K., Langdon R. Coping styles of pregnant adolescents. Public Health Nursing.2001; 18: 24-32.

Kathryn Cost e Stanley Hens haw, U.S. Teenage Pregnancies, Births and Abortions, 2010: National and State Trends by Age, Race and Ethnicity, Instituto

Guttmacher, maio de 2014,
Sejamos realistas. Gravidez na adolescência na Califórnia: Factos num relance. Disponível em linha: http://www.letsgetreal.org/english/fs tpfactsheet.htm.
Lawler DA, Shaw M. Teenage pregnancy rates: high compared with where and when Journal of the Royal Society of Medicine.2004; 97:121-123.
March of Dimes. Factos que deve saber sobre a gravidez na adolescência. Disponível em linha; http://www.marchofdimes.com/professionals/681_1159.asp.
Mayor S. Pregnancy and childbirth are the leading causes of death among teenage girls in developing countries (A gravidez e o parto são as principais causas de morte entre as raparigas adolescentes nos países em desenvolvimento). BMJ2004; 328:1152.
Makin, Son C. As consequências da fertilidade na adolescência para a saúde. Is Plan Plexiglas 1985; 17:1329?
Mayhew E e Bradshaw J (2005) Mothers, infants and the risks of poverty (Mães, bebés e os riscos da pobreza), n.º 121, pp. 13-16.
Naeye RL. Gravidez na adolescência e na pré-adolescência: consequências da competição fetal e materna por nutrientes. Pediatrics1981; 67(1):146-15.
Níger DHS 2006. 2011. Calverton, Maryland: ICF International Calverton.
Pazol K, Zane SB, Parker WY, Hall LR, Berg C, Cook DA. Vigilância do aborto - Estados Unidos, 2008. MMWR Surreal Sum 60(15):1-41. 2011.
Ao abrigo do P.L. 104-193 (a lei de reforma da segurança social de 1996), os estados podem utilizar os fundos da Assistência Temporária a Famílias Carenciadas (TANF) de qualquer forma que seja "razoavelmente calculada" para atingir os quatro objectivos estabelecidos na lei TANF. Estes quatro objectivos são
Apoiar as famílias carenciadas para que as crianças possam ser cuidadas nas suas próprias casas ou por familiares; acabar com a dependência dos pais carenciados dos subsídios do Estado, promovendo a preparação profissional, o trabalho e o casamento;
Prevenir e reduzir o número de gravidezes fora do casamento e estabelecer objectivos numéricos anuais para a prevenção e redução destas gravidezes;
Planned Parenthood Federation of America, Inc. Reducing Teenage Pregnancy.Availableonline:http://www.plannedparenthood.org/library/TEENPR EGNAN CY/teenpreg_fact. html.
Raatikainen K, Heiskanen N, Verkasalo PK, Heinekens. Good outcomes of teenage pregnancies in a high-quality maternity care setting. Euro J Public Health 2006; 16:157-61.
Sanity, K. G. 2011. "Early Marriage and Vulnerability to Sexual and Reproductive Health
Of Young. Women: a Synthesis of Recent Evidence from Developing Countrie, Current Opinion in Obstetrics and. Gynecology, 23: 334-339.
Story M. Nutrient requirements in adolescence (Necessidades de nutrientes na adolescência). In: Mc Anarney ER, Crepe RE, Orr DE, Commerce GD, eds. Textbook of Adolescent medicine. Philadelphia: W.B. Saunders, 1992:75-84.
Story M, Alton I. Nutritional issues and adolescent pregnancy (Questões nutricionais e gravidez na adolescência). Nut Today 1995; 30:142-151.
Scholl TO, Hedgier ML, Schell JI, Kholo CS, Fischer RL.Crescimento materno durante

a gravidez e a competição por nutrientes. Am J Clan Nut 1994; 60(2):183-188.

SIECUS (Sexuality Information and Education Council of the United States). Teenage Pregnancy, Birth and Abortion.SIECUS Report, Volume 30, Número 3: fevereiro/março de 2002. Disponível em linha: http://www.siecus.org/pubs/fact/fact0010.htm.

Spitz IS, Velebil P, Konini LM, et al. Gravidez, aborto e taxa de natalidade entre adolescentes norte-americanas: 1980, 1985 e 1990.JAMA.1996; 275: 989-994.

Test A e Coleman L (2006) Sexual Health Knowledge, Attitudes and Behaviours among Black and Minority Ethnic Youth in London. Trust for the Study of Adolescence and Nazi Project London.

Nações Unidas. Citado por: Coley RL, Chase-Lansdale PL. Pregnancy and parenthood in adolescents: New findings and future diretions. American Psychologist.1998; 53:152166.

UNESCO. Relatório de Monitorização Global da EPT 2012: Juventude e Competências, Colocar a educação em ação.

Ventura SJ, Mosher WD, Curtin SC, et al. Trends in pregnancies and pregnancy rates by outcome: estimates for the United States, 1976-96. National Centre for Health Statistics. Vital Health Stat 21 (56). 2000.

Ventura SJ, Alma JC, Mosher WD, Hens haw SK. Estimated pregnancy rates in the United States, 1990-2005: An update. National Vital Statistics Reports; Vole 58, no. 4. Hyattsville, MD: National Centre for Health Statistics. 2009.

Ventura SJ, Curtin SC, Mathews TJ. Teenage Births in the United States: National and State Trends, 1990-1996.Hyattsville, MD: National Center for Health Statistics; 1998. National Vital Statistics System.

Ventura SJ, Martin JA, Curtin SC, Matthews TJ. Relatório sobre as estatísticas finais de nasalidade, 1995.Monthly Vital Statistics Report. 1997; 45 (Suplemento): 1-22.

Organização Mundial de Saúde. Towards adulthood: research on adolescent sexual and reproductive health in South Asia. Genebra: Organização Mundial de Saúde, 2003. 244.

Welling K, et al (2001) Sexual health in Britain: early heterosexual experience. The Lancet vol. 358: pp. 1834-1850.

OMS. Rácios e taxas de mortalidade materna: uma panorâmica tabular da informação disponível. Organização Mundial de Saúde (3ª edição), Genebra. 1991; Relatório não publicado Conferência Internacional sobre População e Desenvolvimento Programa de Ação. Sítio Web: www.unfpa.org/public/icpd/ Acedido em agosto de 2012.

Índice

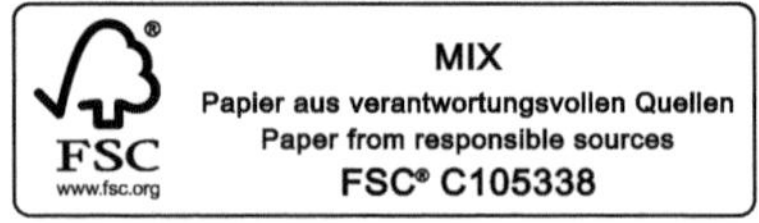

Printed by Books on Demand GmbH, Norderstedt / Germany